Werner Hassauer
Die Geburt der Individualität

Werner Hassauer

DIE GEBURT
DER INDIVIDUALITÄT

Menschwerdung
und moderne Geburtshilfe

Urachhaus

CIP-Kurztitelaufnahme der Deutschen Bibliothek

Hassauer, Werner:

Die Geburt der Individualität : Menschwerdung
u. moderne Geburtshilfe / Werner Hassauer. –
Stuttgart : Urachhaus, 1984.
ISBN 3-87838-394-0

ISBN 3 87838 394 0
Umschlaggestaltung: Rudolf P. Gorbach, Gauting-Buchendorf
Umschlagbild und Abb. 15, 16 und 17
Lennart Nilsson, »Unser Körper – neu gesehen«, Verlag Herder, Freiburg.
Abb. 1–14 aus: »Leitfaden der Entwicklungsgeschichte des Menschen«,
Georg Thieme Verlag, Leipzig.
Satz und Druck der Offizin Chr. Scheufele, Stuttgart.

Inhalt

Vorwort

Wer mit wachen Sinnen die Entwicklung unserer Kulturverhältnisse verfolgt und die Kultursituation der heutigen Menschheit mit derjenigen früherer Zeiten vergleicht, wird sehr bald den Eindruck gewinnen, daß wir in der heutigen Zeit in einer Art Kulturchaos leben. Zivilisatorisch haben wir es zwar außerordentlich weit gebracht, so daß es im Zeitalter der positivistischen Weltanschauung fast nichts mehr gibt, was mit den zur Verfügung stehenden Erkenntnissen und technischen Möglichkeiten nicht machbar wäre. In bezug auf unsere kulturellen Verhältnisse müssen wir uns jedoch eingestehen, daß unsere moralischen und ethischen Wertvorstellungen immer mehr in Frage gestellt werden, ja sich zunehmend auflösen. Wir sind einerseits dabei, den Weltraum zu erobern, bringen es jedoch andererseits immer weniger fertig, ein ethisches Ordnungsgefüge für unsere Erde zu schaffen und zu erhalten. Jedoch auch die Technik selbst, ursprünglich als Instrument der Hilfe für den Menschen in seinem Dasein auf der Erde gedacht, erweist sich – insbesondere in der Hand egoistischer Machtinteressen – als Bedrohung, wenn nicht gar als Zerstörer des Menschen. Traditionelle kulturelle Werte und Normen, die dem Menschengeschlecht bisher Ordnung gaben und das soziale Zusammenleben gewährleisteten, verlieren zunehmend an Bedeutung und kultureller Tragfähigkeit. Man kann eine solche Entwicklung bedauern und nostalgisch einer sogenannten »guten alten Zeit« nachtrauern. Ändern wird man mit einer solchen Einstellung am Chaos der Zeit nichts, und Wegweisendes für die Zukunft wird auf diese Weise auch nicht geschaffen. Geschichtliches Werden läßt sich nicht aufhalten oder gar zurückdrehen.

Es gilt also, wenn man den Blick auf die Not der Gegenwart richtet und an der Zukunft der Menschheit interessiert ist, neue, tragfähige

Werte zu finden, die sowohl dem Bedürfnis des Einzelmenschen wie dem sozialen Zusammenleben gerecht werden und überdies das Verhältnis des Menschen zur umgebenden Natur, zu seiner Umwelt, neu regeln können. Aus dem Traditionellen können solche Wertvorstellungen, wie wir sahen, nicht gewonnen werden.

Wirklich neue Wege sind nur aufzuspüren, wenn zunächst ins Auge gefaßt wird, daß der heutige Mensch im Vergleich zur Menschheit früherer Zeiten einen *Bewußtseinswandel* durchgemacht hat. Dieser besteht im Erlangen innerer Selbständigkeit und Freiheit. Der Mensch der Gegenwart will nicht mehr von außen dogmatisch-normativ die Richtlinien für sein Handeln empfangen, sondern ichbewußt, aus freier Einsicht in die Zusammenhänge, sein Dasein selbst bestimmen. Diese Selbstbestimmung des Menschen ist sicher ein Ideal für die Zukunft, jedoch ein Ideal, das als Sehnsucht und Forderung in den Seelen der heutigen Menschen lebt. Es gilt zu erkennen, daß nur aus der Erfüllung dieses Ideals neue, zukunftweisende ethische Normen und Werte erwachsen können. Da der heutige Mensch noch nicht die Antwort gefunden hat auf die Frage nach seinem eigenen Wesen, nach seinem Woher und Wohin und damit nach dem Sinn und seiner Bestimmung in dieser Welt, fällt ihm die Schaffung einer neuen, ichbewußten, ethischen Ordnung bisher auch so schwer. Die materialistische Weltanschauung, die ihn erzogen und seine Mentalität herangebildet hat, vermag ihm in dieser Hinsicht keine ausreichende Hilfestellung zu geben. Es gilt, das Wesen des Menschen tiefer zu hinterfragen, wenn das Problem nach neuen, von der Selbstverantwortung des Menschen getragenen Normen zukunfttragend gelöst werden soll.

Eine Aufgabenstellung in dieser Richtung hat zu den Erörterungen der vorliegenden Schrift geführt. Gerade in der Geburtshilfe werden die Fragen nach dem Wesen des Menschen und seinem Werden auf das intensivste aufgeworfen. Als Geburtshelfer hat der Verfasser der nachstehenden Abhandlungen Beobachtungen gemacht und Erfahrungen gesammelt. Vieles haben ihn die einige tausend Menschen, denen er zur Welt verhelfen durfte, gelehrt, und er weiß sich ihnen in innigem Dank verbunden. Befruchtet worden sind seine eigenen Beobachtun-

8

gen und die Verarbeitung seiner Erfahrungen von dem, was aus dem anthroposophischen Ideengut als Kenntnis über den Menschen und seinen Zusammenhang mit der Welt dem modernen erkennenden Bewußtsein zur Verfügung steht. Hier darf ein Wort des tiefgefühlten Dankes an den geistigen Lehrer, Rudolf Steiner, ausgesprochen werden, ohne dessen Darstellungen das im folgenden Ausgeführte nicht in dieser Weise zustande gekommen wäre. Rudolf Steiner kommt es zu, in einer dem Bewußtsein des modernen Menschen gemäßen, wissenschaftlichen Form eine Geisteswissenschaft begründet zu haben, die als Anthroposophie einerseits die Methoden zum Erkennen des Geistigen angibt und entwickelt und andererseits konkrete Erkenntnis über das Wesen des Menschen und die Welt vermittelt.

Schließlich möchte ich noch meiner Frau danken, die in mancherlei Gesprächen die gedanklichen Überlegungen bereichert und den Darstellungen zu besserer Klarheit verholfen hat und deren Berufserfahrungen als Pflegende mit eingeflossen sind.

Möge die vorliegende Schrift einen Beitrag liefern zur besseren Erkenntnis des Menschenwesens und seines Zusammenhanges mit der Welt und zum Erkennen des Prozesses der Menschwerdung im physischen wie im geistigen Sinne. Möge sie Anregung geben für eine neue, menschengemäße, moderne Geburtshilfe. Möge sie Hilfe sein für die Geburtshelfer und deren Arbeit, für die werdenden Eltern und im umfassendsten Sinn für alle, denen die Zukunft der Menschheit am Herzen liegt. Möge sie ein Beitrag sein zur Überwindung des Kulturchaos unserer heutigen Zeit.

Die Entwicklung der Geburtshilfe
in unserem Jahrhundert

Im Laufe unseres Jahrhunderts vollzogen sich in der praktischen Geburtshilfe, das heißt in der Art und Weise, wie einem werdenden Menschen auf die Erde verholfen wird, tiefgreifende Wandlungen, die bis heute noch nicht abgeschlossen sind.

Ausgehend von der Tatsache, daß eine Geburt primär keine Krankheit, sondern ein freudiges, familiäres Ereignis ist, fanden Entbindungen früher, eigentlich bis in die Mitte unseres Jahrhunderts hinein, in der Regel zu Hause statt, im Familienkreis, unter der Ägide der freiberuflich tätigen Hebamme. Diese führte als legendäre, gute alte »Storchentante« die unumschränkte Oberaufsicht und ordnete souverän an, was zu tun war. Ein Arzt wurde von ihr nur gerufen, wenn sie es für nötig hielt, das heißt, wenn Komplikationen eintraten. Konnten diese zu Hause nicht beherrscht werden, erfolgte eine Einweisung in das Krankenhaus. Die geburtshilflichen Abteilungen, damals vielfach mitversorgt von Chirurgen, waren auf diese Weise überwiegend belegt mit komplizierten Fällen, das heißt mit kranken Frauen und deren unter Umständen durch die Geburt geschädigten Neugeborenen. Um Mutter und Kind die erforderliche Ruhe und intensive, fachgerechte Pflege zukommen lassen zu können und eventuell auch beide – z.B. in Infektionsfällen – voreinander zu schützen, brachte man Wöchnerin und Neugeborenes in getrennten Räumen unter und pflegte beide mit entsprechend geschultem Personal. Die Mütter wurden von Krankenschwestern oder Wochenpflegerinnen, die Säuglinge von Kinder- oder Säuglingsschwestern betreut. Eine solche Einrichtung des »Rooming-out« wurde vom Pflegerischen und Organisationsmäßigen her als optimal und fortschrittlich erachtet. Eine Mutter-Kind-Beziehung konnte – wenn man derartiges überhaupt in Betracht zog, *nach* der Krankenhausentlassung, also zu Hause aufgenommen und gepflegt werden. So war die damalige Meinung. Für eine rein materialistisch-naturwissenschaftliche Anschauung war eine Vorstellung vom mitmenschlichen Bezug zu einem Neugeborenen, das noch nichts von der Umwelt wahrnimmt und versteht, ohnehin nur eine absurde Einbildung gewisser sentimentaler, antiquierter Leute.

Nach dem Zweiten Weltkriege, etwa von der Jahrhundertmitte an, änderte sich zunehmend das Bild der geburtshilflichen Abteilungen insofern, als mehr und mehr auch ganz normale, unkomplizierte Entbindungen im Krankenhaus stattfanden. Als in den 6oer Jahren die Krankenhauskosten für eine normale Entbindung und das anschließende unkomplizierte Wochenbett für die Dauer von 10 Tagen als Regelleistung von den Krankenkassen übernommen wurden, die Patienten also nicht mehr in die eigene Tasche greifen mußten, wurden Entbindungen im Krankenhaus geradezu attraktiv. Eine Krankenhausabteilung bot alles dar: Pflege, Wäsche, Verpflegung, wenn nötig sofort ärztliche Hilfe bei Komplikationen; alles war bequem, organisatorisch leicht und obendrein kostenlos. Die vorherige Organisationsform in den Krankenhäusern wurde beibehalten: getrennte Unterbringung von Mutter und Kind, getrennte Betreuung von beiden. Die Pflege wurde noch unpersönlicher durch die Tatsache, daß die im Krankenhaus angestellten Hebammen ihr eigenes Reich aufbauten durch Tätigsein *nur* im Kreißsaal. Die Hebamme, die früher zu Hause die Geburt geleitet und dann Mutter und Kind gemeinsam während der Wochenbettzeit betreut hatte, erlebte nun als Klinikhebamme die werdende Mutter nur noch in dem Ausnahmezustand des Geburtsschmerzes im Kreißsaal und hatte später mit Mutter und Kind pflegerisch nichts mehr zu tun. Der *freie* Hebammenberuf war damit zum Aussterben verurteilt, der Hebammenberuf als solcher wurde in eine einseitige Motivation hineingedrängt. Der intensive menschliche Bezug zwischen Mutter, Kind, Familie, Geburtshelferin, Wochenpflegerin ging mehr und mehr verloren. Verstärkt wurde dieser Schwund der menschlichen Beziehungen noch dadurch, daß die Überwachung des Geburtsablaufs zunehmend in die Oberaufsicht des ärztlichen Geburtshelfers überging, der im Kreißsaal mit wissenschaftlicher Exaktheit und Nüchternheit einen materialistisch-naturwissenschaftlich geprägten Zweig der Medizin, die sogenannte Perinatologie, aufbaute. Inhalt derselben waren genaue Studien z.B. über das Verhalten des kindlichen Kreislaufs unter der Wehentätigkeit, die Physiologie der Wehenarbeit selbst, die Wirkung der der Mutter verabreichten Betäubungsmittel auf das Kind, die Physiologie der einsetzenden Atmung beim Neugeborenen usw. Alles in allem gesehen wurden ausgezeichnete und brauchbare wissenschaftliche Erkenntnisse gewonnen, die keineswegs geschmälert werden sollen. Sie bewirkten, daß die sogenannte perinatale Sterblichkeit und Erkrankungshäufigkeit der Kinder ganz enorm vermindert werden konnte. Tatsache ist aber ebenso, daß die Mutter-Kind-Beziehung in seelischer Hinsicht in der Exaktheit der perinatologischen Wissenschaft weitgehend unterging. Genauso geschah es mit der menschlichen Beziehung zwischen Geburtshelfer und Mutter und Kind, zumal sich zunehmend technische Apparaturen zwischen Kreißende und Geburtshelfer schoben. Elektronische Technik überwachte fortan die Kreißende und das Kind im Geburtsvorgang; dem Geburtshelfer fiel dabei mehr und mehr die Aufgabe der Überwachung der Technizismen zu. Nach dem menschlichen Verhältnis zwischen Arzt und Patient wurde immer weniger gefragt, es war wissenschaftlich nicht mehr relevant! Zusammenfassend stellte sich die Situation der Geburtshilfe Anfang der 70er Jahre so dar: Herrschaft der Technik im Kreißsaal, Ausschluß des Vaters bei der Entbindung, getrennte Unterbringung von Mutter und Kind im Wochenbett, weitgehend Mißachtung der Wichtigkeit des Stillens, Nichtbeachtung der seelischen Beziehung zwischen Mutter und Kind und der seelischen Beziehung zwischen den an den geburtshilflichen Vorgängen Beteiligten überhaupt; also extremer Ausschlag des Situationspendels nach der materialistischen und damit wenig menschengemäßen, ja unmenschlichen Seite.

Aber schon fing das Pendel an, nach der anderen Richtung herumzuschwingen: Einzelne Geburtshelfer warfen die Frage auf, ob es denn richtig sei, Mutter und Kind nach der Geburt zu trennen, den Vater vom Geburtsvorgang auszuschließen und ihm nach der Geburt das Kind nur hinter Glas zu zeigen. Psychologen und Psychohygieniker wiesen auf die Mutter-Kind-Beziehung hin, die während und unmittelbar nach der Geburt aufgebaut wird. Man wurde aufmerksam auf das »Seelenwesen« auch des Kindes, des Neugeborenen. Ende 1969 führte das erste Krankenhaus in Deutschland* auf der gesamten geburtshilflichen Abteilung die gemeinsame Unterbringung von Mutter und Kind ein, nachdem vorher andernorts einige schüchterne Versuche vorausgegangen waren. Aus dem angelsächsischen Sprachgebrauch wurde hierfür die Bezeichnung Rooming-in übernommen. Die Mehrzahl der geburtshilflichen Kliniken verhielt sich hierzu jedoch ablehnend, fand die Methode hygienisch unmöglich, ging zu heftigen Angriffen über. Die Väter blieben größtenteils immer noch vom Kreißsaal ausgeschlossen.

Inzwischen trat aber noch eine andere, ungewollte Situation für die geburtshilflichen Kliniken ein. Durch den allgemeinen Geburtenrückgang in den 60er und 70er Jahren fand eine allgemeine Entvölkerung der geburtshilflichen Abteilungen statt; die Geburtenzahlen sanken rapid. Die relativ kleine Zahl gebärfreudiger junger Leute war durch ihre Kinderfreundlichkeit seelisch offen für die Tatsachen der Mutter-Kind-Beziehung, und so ergab es sich beinahe zwangsläufig, daß eine Nachfrage nach Kliniken mit Rooming-in eintrat. Solche geburtshilflichen Abteilungen hatten nicht über Geburtenmangel und leere Betten zu klagen, sondern wurden im Gegenteil von Patienten geradezu überrannt und waren ständig überfüllt. Was macht nun eine Klinik, die immer weniger Geburten zu verzeichnen hat, angesichts einer solchen Tatsache? Sie führt ebenfalls Rooming-in ein, auch wenn der Chef der Abteilung und sein Personal nicht von der Richtigkeit der Methode überzeugt sind. Ein Pseudo-Rooming-in entstand, bei dem zwar die äußere Bedingung der gemeinsamen Unterbringung von Mutter und Kind erfüllt war, dem aber das eingehende Verständnis für die Sache

---

* Im Gemeinnützigen Gemeinschaftskrankenhaus Herdecke / Ruhr besteht seit seiner Eröffnung im November 1969 Rooming-in *generell* für alle Entbindenden, und die Väter dürfen bei der Entbindung dabei sein.

fehlte. Dies war weitgehend die Situation an den deutschen geburtshilflichen Abteilungen in den späten 70er Jahren.

An der Vorherrrschaft der Technik in den Kreißsälen hatte sich
nichts geändert; ein Verständnis für das Seelenwesen des Kindes oder
für die Mutter-Kind-Beziehung war nach wie vor äußerst wenig vorhanden. Im Gegenteil, einem scheinbar zügigeren und reibungsloseren
Organisationsablauf des Kreißsaalbetriebs, der ja auch finanziell renta-
bel sein soll, opferte man den Rest eines Verständnisses für das Seelenwesen des Kindes und zwang es, möglichst schnell und innerhalb kurzer Zeit auf die Welt zu kommen durch Forcierung der Geburten mit
medikamentösen Maßnahmen. Ja, man ging noch weiter, führte vordergründig Probleme der Geburtssicherheit und des kindlichen Risi-
kos ins Feld und kreierte mit dieser Begründung eine Geburtshilfe, die
den Menschen zum Eintritt in diese Welt zu Zeiten zwingt, wo überhaupt keine Bereitschaft dazu besteht, das heißt, man programmiert
die Geburten nach menschlich-intellektueller Willkür, nach Bequem-
lichkeits- und Wirtschaftlichkeitsgesichtspunkten. Das bedeutet gröb-
ste Mißachtung des Rechts des anderen Individuums.

Es kam indessen noch etwas anderes hinzu, das die Entwicklung der
Geburtshilfe in eine bestimmte Richtung lenkte, die nicht übersehen
werden kann und darf. Diese Tendenz fand bisher nur bedingten Ein-
gang in die Kliniken, um so mehr Anklang jedoch bei einer nicht gerin-
gen Anzahl werdender Eltern. 1974 erschien in deutscher Übersetzung
das Buch des Franzosen Frederick Leboyer mit dem Titel: »Der sanfte
Weg ins Leben – Geburt ohne Gewalt«. In dieser reich bebilderten
Schrift versetzt sich ein französischer Geburtshelfer *ganz von der
Empfindung her* in die Seele eines Kindes, das im schwangeren Uterus
heranreift und dann den Geburtsakt erlebt mit der Heftigkeit der Wehen und dem Herausgeborenwerden aus der Enge des Geburtskanals
in unsere Menschenwelt herein; in eine Welt, die nach Meinung Leboyers kein Verständnis für das Kind hat. Menschen werden von Leboyer geschildert, die sich freuen, wenn das Neugeborene kräftig
brüllt, die aber nicht bemerken, daß dieses Wesen schreit aus Schmerz,
aus Schrecken und Furcht vor der Welt, in die es unsanft hereingesto-

ßen wurde. Es wird geschildert, wie die Geburt für das Kind ein Martyrium, eine Folter ist, wie das ungewohnte Licht es blendet, der Lärm und die Unruhe der Menschen im Kreißsaal es betäuben und zutiefst erschrecken, die in die Lungen eindringende Atemluft es brennt, wie die einhüllenden Windeln seine Haut zerkratzen wie ein »Dornenteppich«, ein »Brombeergestrüpp«. Es wird das Geburtserlebnis für das Kind beschrieben als ein »Trunkensein vor Angst«, als eine »seelische Ermordung«, als ein »Grauen vor der Welt«, um nur einige Ausdrücke aus dem Leboyerschen Buch zu nennen. Und dann wird weiter berichtet, was nun getan werden muß, um die Geburt zu wandeln von einem »Schreckenserlebnis«, einer »Höllenfahrt«, die ihre Auswirkung hat auf den gesamten weiteren Lebensweg, zu einem harmonisch-sanften Übergang in unsere Welt herein, bei dem das Kind nur einmal, höchstens zweimal kurz aufschreit, sich dann aber, nackt auf dem Bauch der Mutter liegend, sofort wohlfühlt, liebkost von den es umhüllenden und streichelnd massierenden Händen der Mutter oder des Geburtshelfers. Die Geburt kann nach Leboyer auf diese Weise zur »Friedlichkeit einer schmerzlosen Niederkunft«, zu einer »Heiterkeit der Geburt«, zu einem »friedvollen Erwachen« hier in unserer Welt gewandelt werden. Unterstützt wird die Schilderung durch eine Vielzahl fotografisch gelungener, ebenfalls das *Gefühl* unmittelbar berührender Abbildungen.

Nun, wer will eigentlich nicht eine »friedvolle, schmerzlose Niederkunft«, wer will sein Kind nicht »harmonisch-friedvoll« ohne »panische Angst« in unsere Welt herein »erwachen« lassen? Das Buch *mußte* die Gemüter ansprechen, mußte Erfolg haben, mußte der breiten Öffentlichkeit zu Herzen gehen. Dennoch sei die Frage erlaubt: Schildert das Buch wirklich die wahren Vorgänge bei der Geburt? Erfaßt es die Realität des Menschwerdens? Wird es dem Wesen des Menschen und seinem Werden wirklich gerecht? Werden die Vorgänge bei der Geburt nicht zu einseitig in einer fast schwärmerischen, oberflächlich-gefühlsmäßigen Art dargestellt und gehen damit an der Realität der Menschwerdung geradeso vorbei, wie andererseits eine materialistisch eingestellte Geburtshilfe durch überexakte Betonung nur technologisch-wirtschaftlich-rationeller Gesichtspunkte ebenso das Wesentliche des Menschseins und der Menschwerdung nicht erfaßt? Beide Blickrichtungen haben sicher ihre positiven Seiten und ihre Berechtigung, sie beinhalten jedoch jeweils nur Teilwahrheiten über das Wesen des Menschen und sein Werden. Aufgabe einer wirklich menschengemäßen, praktischen Geburtshilfe muß es sein, zu einer Synthese beider Entwicklungsrichtungen zu kommen, einer positiven Synthese, die sich orientiert an einem realen Bild des Menschenwesens, das aus Leib, Seele und Geist besteht, und einer realen Erkenntnis darüber, wie diese Wesensteile des Menschen auf der Erde zusammenwirken, wie sie aus dem Vorgeburtlichen herkommen und ins Nachtodliche hinein sich fortsetzen. Nicht nur gefühlsmäßig, sondern aus realer Erkenntnis heraus soll in den folgenden Kapiteln dieses Buches versucht werden, diesem Menschenwesen nachzuspüren und sowohl für den Laien wie für den Geburtshelfer Verhaltensweisen für eine menschengemäße, praktische Geburtshilfe zu entwickeln.

VOM WESEN
DES MENSCHEN

Der Mensch
als Seelen- und Geistwesen

Bei der Schilderung der Entbindungsweise nach Leboyer sahen wir, daß dieser davon ausgeht, daß das Neugeborene, beziehungsweise das Kind, das im mütterlichen Schoß heranwächst und geboren werden soll, ebenso empfindungsfähig ist wie ein Erwachsener. Es besitzt ein voll entfaltetes Seelenwesen, das hört, sieht, fühlt, Tast- und Berührungsempfindungen hat, Angst, Furcht, Panik, Schrecken, aber auch Wohlgefühl, Freude und Zufriedenheit erlebt. Diese Feststellung bildet die Grundlage für die Art der Geburtshilfe, die Leboyer zu praktizieren fordert.

In dieser Erkenntnis liegt zweifellos etwas Positives, an welchem eine materialistisch orientierte Geburtshilfe weitgehend vorbeigeht. Es ergeben sich aber hieraus einige Fragen, nämlich: Wann fängt eigentlich das entstehende Menschenwesen an, eine Seele zu sein? Ist sie sofort voll entwickelt da oder entwickelt sie sich aus einer Art seelischer Keimzelle so, wie die Körperlichkeit aus der physischen Keimzelle entsteht? Was tut die Seele während des Geburtsvorgangs? Wird sie einfach mitgeboren mit dem Körper? Welchen Bezug hat sie überhaupt zur physischen Körperlichkeit? Ist sie Produkt des Körpers, eine Art Funktion desselben? Oder ist sie vom Körper völlig unabhängig, hat mit ihm nichts zu tun, existiert sozusagen parallel zu ihm? Wie sieht das Seelenwesen beim Kind aus, wie beim Erwachsenen? Ist es immer gleichbleibend oder ist es entwicklungsfähig? Wie verhält sich dieses Seelenwesen zu dem, was man Geist nennt? Sind Seele und Geist nur verschiedene Bezeichnungen für ein und dasselbe? Was tut die Seele, wenn der Mensch schläft, wenn er stirbt? Stirbt sie auch? Wenn nein, wo geht sie hin? Was soll das überhaupt, daß sie hier auf der Erde ist? Hat ihre Existenz einen Sinn, oder ist sie nur einem Zufall unterworfen? Dem Zufall wessen? Ist sie Spielball rein zufälliger, physikalisch-chemischer Gesetzmäßigkeiten, oder unterliegt sie eigenen »zufälligen« seelischen Gesetzlichkeiten? Wie kann man diese erkennen?

Man sieht, Fragen über Fragen tauchen auf, Fragen, die noch beliebig lange fortgesetzt werden könnten. Man wird versuchen müssen, einige Ordnung in den Fragenkatalog zu bringen und in den folgenden Ausführungen aus uns zugängigen Beobachtungen und Erkenntnissen heraus zur Beantwortung dieser Fragen zu kommen.

Gehen wir aus von der Beobachtung des Seelenwesens des *erwachsenen* Menschen, da uns dieses am leichtesten zugängig ist.

Wir brauchen ja nur uns selbst zu beobachten. Daß überhaupt ein Seelisches in uns existiert, dürfte keine Frage sein, denn wir haben Empfindungen, haben Sinneseindrücke, reagieren mit einer uns eigenen Innenwelt auf unsere Außenwelt, die auf uns einwirkt. Wir entwickeln Furcht, Zufriedenheit, Freude, Schmerz, Sympathie, Antipathie gegenüber den Eindrücken unserer Umwelt. Die ganze breite Palette der Reaktionen unseres eigenen Innern auf Wahrnehmungen und Impressionen der Außenwelt können wir als Seele, als seelisches Spektrum bezeichnen. Seelische Elemente solcher Art weisen natürlich auch die Tiere auf, und es wäre widersinnig, wenn man z.B. einem Hund in diesem Sinne eine Seele absprechen wollte. Verfolgt man dieses Seelische des Menschen bis zur Geburt zurück, so wird auch hier kein Zweifel auftauchen, daß auch das Neugeborene in dem gekennzeichneten Sinne und im Einklang mit Leboyer eine vollgültige Seele besitzt. Wir werden noch zu untersuchen haben, wie es mit der Seele bestellt ist vor der Geburt und nach dem Tod.

Zunächst sei die Frage aufgeworfen, was denn nach dem Gesagten den Menschen vom Tier unterscheidet? Wir müssen sagen: Im Seelenwesen allein liegt der Unterschied sicher nicht, denn die Seele eignet beiden. Beobachten wir jedoch Mensch und Tier in ihrem seelischen Verhalten genauer, so entdecken wir sehr bald doch einen grundlegenden Unterschied. Das Tier reagiert auf Umwelteindrücke immer in bestimmter Weise, *bestimmt je nach Tierart*. Die Reaktionen sind, man möchte fast sagen, programmiert. Ein Tier legt sich keine Rechenschaft darüber ab, ob es richtig gehandelt hat oder nicht, es handelt *seinem Wesen gemäß immer richtig.* Der Mensch kann in seiner Verhaltensweise ebenso sein wie das Tier, er hat aber auch die Möglichkeit, die Programmierung nach Sympathie oder Antipathie zu durchbrechen, er *kann* im Sinne von Sympathie, er *kann* im Sinne von Antipathie reagieren, er *muß* es aber *nicht.* Ein echtes freiheitliches Element taucht hier auf, ein spezifisches, nur dem Menschen eigenes und mögliches Element! Goethe drückt das so aus: »Das Tier wird durch seine Organe belehrt; der Mensch belehrt die seinigen und beherrscht sie« (Sprüche in Prosa).

Die Möglichkeit zu solchem Verhalten setzt voraus – die genaue Beobachtung zeigt dies –, daß es im Menschen einen Bereich geben muß, dessen Inhalt ihn Abstand gewinnen läßt vom eigenen Seelischen, von seinen Sympathie- und Antipathie-Reaktionen und ihren zwangsläufigen Notwendigkeiten. Ein Bezirk muß da sein, der ihn befähigt, *frei* zu sein in seinen Reaktionen und Entscheidungen, der ihn letztlich auch frei sein läßt in dem, was er wahrnehmen *will,* worauf er seine Sinnesaufmerksamkeit richten *will.* In diesem inneren Bereich ist der Mensch ganz Mensch, ganz Individualität, völlig unabhängig vom seelischen Gewoge der Sympathie und Antipathie. Sucht er nach einer Benennung für diese innerste, intimste, ureigenste Region seines Wesens, so wird er sie mit »Ich« bezeichnen. Damit ist ein Gebiet abgesteckt, das unmißverständlich nur ihn selbst als Mensch betrifft. Indem er sich völlig damit identifiziert, erfaßt er sein eigenes Wesen, sein Ich in voller Realität. Er erfaßt das, was ihn zum Menschen, zur Individualität macht. Hat man diesen Gedankengang bis hierher wirklich lebendig mitgedacht, so hat man gleichzeitig sich selbst in seiner Individualität erfaßt. Man wird aber auch gewahr, daß wir im allgemeinen noch weit davon entfernt sind, unser »Ich« in seiner vollen Realität bereits erkannt und erfaßt zu haben. Somit sind wir in diesem Sinne auch noch nicht frei; wir sind erst auf dem Weg, Mensch zu werden. Allzusehr unterliegen wir noch dem Gewoge von Antipathie und Sympathie in unserem Seelenwesen. Immerhin haben wir jedoch die *Möglichkeit* einer Menschwerdung, einer Entwicklung zur Freiheit und damit einer Urteils- und Handlungsmöglichkeit über und für gut und böse abgesteckt. *Im freien Erkennen und Ergreifen dieser Möglichkeit liegt die Entwicklung hin zum Menschen.*

Dieses Ich, der eigentliche geistige Wesenskern des Menschen, befindet sich – wie die Beobachtung zeigt – in einer ständigen Auseinandersetzung mit der eigenen Körperlichkeit und mit der uns umgebenden Umwelt. Den Bereich, in welchem diese Auseinandersetzung geschieht, könnte man als den seelischen Bereich im Menschen bezeichnen. Die Seele ist somit, wie charakterisiert, das vermittelnde Bindeglied zwischen Außenwelt und Innenwelt, zwischen Materie und Geist, zwischen Körper und Ich.

Verfolgen wir nun, wie sich das Ich, die menschliche Individualität, im Verlaufe des Lebens zwischen Geburt und Tod verhält. Wir haben festgestellt, daß wir vom Geburts- bis zum Todesmoment immer Seele sind, immer Reaktionen unseres eigenen Inneren zur Außenwelt haben. Sind wir auch immer ein Ich, beziehungsweise ist auch immer unser Ich voll anwesend in unserer Körperlichkeit? Was tun zum Beispiel unser Ich und das, was wir Seele genannt haben, im Schlaf? Wir müssen feststellen, daß beide dann nicht da sind, nicht in unserer Körperlichkeit stecken. Wir zeigen jedoch bedingte Reaktionen unserer Seele auf Außenwelteinflüsse, denn wir sind erweckbar. Bewußtsein von unserem Ich entsteht jedoch nur dann, wenn dieses Ich mit dem Körper verbunden ist. Im Schlaf entsteht sozusagen jeweils ein Loch in der Kontinuität unseres Bewußtseins, in welchem wir mit unserem Ich nicht präsent sind. Wenn wir jedoch unser ganzes Leben überschauen, dann sehen wir, daß es doch eine Kontinuität in unserem Lebenslauf gibt, einen biographischen Faden, der durch unser Leben hindurchläuft trotz der scheinbaren »Schlaflöcher« in unserem Bewußtsein. Wir knüpfen mit dem, was als Summe der Erfahrungen unseres Ich aus unserem bisherigen Leben vorhanden ist, am Morgen jeweils unmittelbar wieder dort an, wo wir am Abend bewußtseinsmäßig abgebrochen haben. Unser Ich als Bewahrer unserer Erfahrungen muß also die Nacht überdauert haben, obwohl wir kein Bewußtsein von ihm hatten und es nicht mit unserer Körperlichkeit verbunden war.

Die Summe unserer Lebenserfahrungen, unserer guten und bösen Entscheidungen und Taten bleibt also in unserem Ich erhalten. Dieses muß also selbst ein Dauerndes, ein Ewiges sein. Wir dürfen deshalb annehmen, daß es auch über den Tod hinaus bestehenbleibt, auch dann also, wenn es unseren Körper nicht nur für die Zeit des Schlafes kurzfristig verläßt, sondern wenn eine dauernde Trennung unseres geistigen Wesenskerns vom Körper eintritt.

Fragen wir nun, wie sich die Verhältnisse am anderen Eckpfeiler unseres Erdenlebens, bei der Geburt, darstellen. Sehen wir genauer zu, so bemerken wir, daß der Grad unseres Bewußtseins von der Existenz unseres Ich während des Lebens ein sehr variabler ist, daß er stark abhängig ist vom jeweiligen Lebensalter. Als Kind und als Jugendlicher erfassen wir uns noch sehr vage und unvollkommen in dem, was uns im gekennzeichneten Sinn zum Menschen macht. Wir erkennen, daß unser Ichbewußtsein nicht gleich bei der Geburt einsetzt, sondern erst im Alter von etwa zwei bis drei Jahren und auch dann nur langsam, allmählich, stufenweise. In den ersten zwei bis drei Jahren haben wir überhaupt kein Bewußtsein von unserem Ich, wir können uns an diese Zeit nicht zurückerinnern. Kein Bewußtsein vom Ich haben, ist aber – wie wir sahen – nicht gleichbedeutend damit, daß das Ich als Geistwesen nicht existiere. Es müßte sonst jeden Abend, wenn wir einschlafen, unser Ich erlöschen und am Morgen, wenn wir wieder erwachen, neu entstehen. Das ist sicher nicht der Fall, wie wir an der Tatsache der Kontinuität unserer Biographie erkannt haben. So dürfen wir aus dem Ausgeführten ein Vorhandensein unseres geistigen Menschenwesens auch in der Kinderzeit bis zum bewußtseinsmäßigen Erfassen desselben annehmen und von dieser Gegebenheit aus auf eine Präexistenz unserer Individualität für die Zeit vor der Geburt, ja, vor der Empfängnis, schließen. Von unserem Ich als von einem Geistwesen mit Kontinuität, Dauer, ja mit Ewigkeitscharakter haben wir oben bereits gesprochen.

Hier seien aus der gedanklich-beobachtenden Überlegung heraus drei weitere Fragen erlaubt, von denen die dritte die Beantwortung der beiden ersten darstellt:

Wir sprachen von einer Summe von Lebenserfahrungen, die unser Ich während des irdischen Lebens macht, von einer Summe von Urteilen, Entscheidungen und Taten, die wir vollbringen. Diese Summe von Erfahrungen, die man als Quintessenz unseres Erdenlebens bezeichnen könnte, dauert – haben wir festgestellt – über unseren physischen Tod hinaus fort, sie stellt den Reifegrad unseres Ich dar. Erste Frage hierzu: Was wird aus diesem Reifezustand des Ich weiter? Wie und wo können wir weiterreifen? Daß unser Ich schon soweit gereift, so erfahren wäre, daß es nicht weiterreifen, nicht weitere Lebenserfahrung sammeln könnte, wird wohl niemand ernstlich behaupten wollen. Sollten unser aller Biographien mehr oder weniger unvollendet abbrechen und in der Luft hängen bleiben? Das gäbe wirklich keinen Sinn für unser Dasein!

Wenn wir die Ausgangspunkte unserer Biographien betrachten, unsere Begabungen, die wir mitbekommen, unsere Gesundheits- oder Krankheitskonstitutionen, mit denen wir antreten, die sozialen Ausgangspositionen, in die wir hineingeboren werden und noch vieles andere, was wir bei der Geburt mitbekommen, dann müssen wir feststellen, daß wir eigentlich aus sehr verschieden gearteten »Startlöchern« heraus unsere Lebensläufe beginnen. Und wenn wir den weiteren Verlauf unseres Lebens ansehen mit unseren Begegnungen, Schicksalen, Erfolgen, Mißerfolgen usw., so können wir wiederum nur konstatieren, daß eine Menge Ungleichheiten, Ungereimtheiten, auch Ungerechtigkeiten vorhanden sind. Frage 2: Warum ist dies so? Gibt es eine Art gerechter Weltordnung? Wenn ja, wie passen die festgestellten Ungleichheiten in diese hinein?

Die dritte Frage drängt sich aus einem gedanklichen Verfolg der beiden ersten Fragen auf: Wie ist es, wenn die Unvollendetheit einer Biographie, die Unreife eines Ich, eine Fortsetzung erfährt in ein nachtodliches Dasein hinein mit einer weiteren Umwandlung und Reifung der gemachten, vorhandenen Lebenserfahrungen bis dahin, daß diese Lebenserfahrungen, die falschen und richtigen Urteile, die gerechten und ungerechten Entscheidungen, die schuldhaften beziehungsweise bösen oder guten Taten von einer gerechten, auch richtenden Weltordnung geprüft und gewogen werden und sodann einmünden in einen weiteren Lebensreifeprozeß in einem neuen Erdenleben, hierfür die Ausgangsposition abgebend in der Ausgestaltung des Schicksals des Einzelindividuums? Selbstverständlich müssen dann die Ausgangspositionen für die Einzelschicksale der Individuen verschieden sein, oft sehr verschieden, je nach der Frucht, die aus einem vorhergegangenen Erdenleben resultiert. Erst auf diese Weise erfüllt sich auch die in jedem Menschen insgeheim vorhandene Sehnsucht nach einer ordnenden Gerechtigkeit in der Welt. Nur so ist auch wirklich die Kontinuität des menschlichen Ich, von der wir gesprochen haben, gewahrt. Nichts von einmal Erreichtem geht verloren, der Mensch als Geistwesen, als Individualität, gewinnt wirklich Dauer, gewinnt Ewigkeitscharakter, aber nicht im Sinne einer langweilig fortdauernden Ewigkeit, sondern einer Unsterblichkeit mit Entwicklungs-, mit Reifungscharakter, mit Aufstiegsmöglichkeit im Sinne einer Vervollkommnung. Der Mensch kann hier wirklich Mensch werden, ein »Wesen, das Gott gleich sei«, so, wie es in der Bibel als Schöpfungsziel zu lesen ist. Sinn kommt in den Weltenablauf, und die Gerechtigkeit einer Weltordnung scheint auf, in der wir als Menschen in dem Sinne frei werden können, wie wir es als Möglichkeit des Menschwerdens im Vorigen ausgeführt haben.

Der Mensch als Körperwesen

Wir haben den Menschen im Vorausgegangenen als Geist- und Seelenwesen betrachtet. Wir haben gesehen, daß er als Geistwesen Dauer, Ewigkeitscharakter, Unsterblichkeitscharakter hat, allerdings eine Unsterblichkeit, die durch eine Entwicklung hin zur Vervollkommnung gekennzeichnet ist. Wir haben das Seelenwesen des Menschen kennengelernt als einen Wesensteil, welcher die Verbindung herstellt von dem Geistwesen zur Körperlichkeit, aber erlebnismäßig auch zur umgebenden physischen Außenwelt. Die Seele stellte sich uns dar in einem ambivalenten Charakter, der sich einerseits dem Physischen, andererseits dem Geistigen öffnet. Sie hat Verwandtschaft sowohl zu dem einen wie zu dem anderen Bereich und erhält in beiden ihr Wirkensfeld. Anders ausgedrückt findet der geistige Wesenskern des Menschen, sein Ich, die Verbindung zum Physischen, zum Körperbereich über die Brücke des Seelischen oder: Der Geist ergreift die Körperlichkeit, und in dem Bereich, wo beide ineinanderwirken, entsteht die Seele. Diese Tatsache gilt es zu erkennen beim Betrachten der embryologischen Entwicklung und der Vorgänge bei der Geburt, worauf wir noch zu sprechen kommen werden.

Wenden wir uns zunächst der physischen Körperlichkeit zu und versuchen wir, ihrem Wesen nachzuspüren. Im Gegensatz zu unserem Ich besitzt unser Körper *keine* Dauer, sondern unterliegt der Vergänglichkeit wie alles Irdische. Sein Dasein ist begrenzt von den beiden Eckpfeilern des Erdenlebens, Geburt und Tod. Innerhalb dieser ist auch er einer Entwicklung unterworfen. Diese besteht in einer aufsteigenden Phase, in der der Körper wächst und sich entfaltet, und in einer absteigenden Phase, wo Alterungs- und Involutionsprozesse immer mehr die Oberhand gewinnen. Sehen wir genauer zu, so bemerken wir, daß diese aufbauenden und abbauenden Prozesse schon von Geburt an da sind und während der gesamten Dauer des irdischen Lebens unser Befinden bestimmen. Allerdings ist die Intensität von Aufbau und Abbau während der einzelnen Lebensphasen verschieden. In der Kindheit und Jugend sind die Aufbaukräfte unseres Leibes so intensiv, daß sie bei weitem die Abbauvorgänge überwiegen, so daß wir diese fast nicht bemerken. Erst allmählich fangen – nach einer Phase des Gleichgewichts zwischen beiden Kräfterichtungen in der Lebensmitte – die abbauenden Alterungsvorgänge an, die Oberhand gewinnen, bis sie schließlich im Alter so intensiv die Aufbaukräfte überwiegen, daß sie den Tod des physischen Leibes herbeiführen. Wir haben also einen großen, gegenläufigen Rhythmus in unserem körperlichen Dasein: Große Intensität der Aufbaukräfte am Anfang, allmähliche Abnahme während des Lebens bis zum Versiegen des Aufbaues im Tode; dazu gegenläufig: Einsetzen geringer Abbauintensität mit der Geburt, Zunahme derselben während des Lebens, größte Intensität am Ende mit dem absoluten Überwinden des Aufbaues im Todesmoment.

Beobachten wir unsere Lebensvorgänge noch genauer, so gewahren wir, daß diesem großen Rhythmus unserer Körperlichkeit über das ganze Leben hinweg ein kleinerer Rhythmus untergeordnet ist, in welchem das gleiche geschieht, nur nicht bis in die Konsequenz des Todes hinein: Es ist der Rhythmus von Wachen und Schlafen, der kurzphasige Tag-Nacht-Rhythmus. Während seines Ablaufs steht uns eine Summe von Aufbaukräften zur Verfügung am Morgen, wenn wir aus dem Schlaf erwachen. An diesen zehren zunehmend während des Tages abbauende Kräfte, bis wir am Abend ermüdet Schlaf suchen, um unsere erschöpften Aufbaukräfte in der Nacht wieder zu regenerieren. Nicht ohne Grund wurde früher der Schlaf als der kleine Bruder des Todes bezeichnet oder gesagt: Tod ist ein langer Schlaf, Schlaf ist ein kurzer Tod.

Studieren wir noch eingehender, was da geschieht, so entdecken wir, daß immer dann eine Steigerung der Abbauvorgänge, der Ermüdungsprozesse in unserem Körper stattfindet – oder anders ausgedrückt, unsere Vitalität, die vitalen Aufbauprozesse zurückgedrängt werden –, wenn wir mit unserem Ich von unserer Körperlichkeit Besitz ergreifen, d.h., wenn unsere Bewußtseinsprozesse gesteigert werden, wenn wir also »da sind«, präsent sind. Im Schlaf sind wir mit unserem Ich und unseren Bewußtseinsprozessen außerhalb unseres Körpers; demgemäß überwiegen jetzt die in diesem befindlichen Aufbaukräfte und wir regenerieren unsere Körperlichkeit.

Am Lebensanfang haben wir noch sehr wenig Bewußtsein von unserer Körperlichkeit und von der Außenwelt, demgemäß überwiegen die körperlichen Aufbau- und Wachstumsvorgänge. Im späteren Alter sind wir mit unserem Ich bewußtseinsmäßig zunehmend mehr präsent, demgemäß werden die Aufbauprozesse, die Regenerationsvorgänge mehr und mehr zurückgedrängt, bis wir sozusagen im Tode in einen höheren Bewußtseinsprozeß hineinerwachen, nämlich dann, wenn unsere körperlichen Lebensprozesse zum Erliegen kommen.

Wir erkennen, daß Lebensprozesse, das heißt Aufbau-, Wachstums- und Regenerationsvorgänge einerseits und Bewußtseinsvorgänge, das heißt Abbau-, Absterbe- und Todesprozesse andererseits zwei Polaritäten sind, die einander zuwiderlaufen und sich entgegengesetzt bedingen. Bewußtseinsbildung setzt leiblich einen Abbauvorgang, einen Todesprozeß voraus, der sich nur entwickeln kann auf Kosten der Wachstums- und Regenerationsprozesse und umgekehrt.

Diese Tatsache ist eine Fundamentalerkenntnis, die in der heutigen materialistischen Wissenschaftswelt noch gar nicht voll erkannt und ausgeschöpft ist. Denn was folgt daraus? Es folgt daraus die Erkenntnis, daß im Menschenwesen zwei Kräfterichtungen vorhanden sind: Eine, die den Menschen in seiner Körperlichkeit zwar aufbaut, ihn aber nicht zu Bewußtseinsprozessen und damit zu Erkenntnisvorgängen – auch nicht über seine eigene Wesenheit – kommen läßt, und eine andere Kräfterichtung, die ihn befähigt, Bewußtsein und damit Erkenntnis zu entwickeln, die dabei aber gleichzeitig die eigene Körperlichkeit abbauen, zerstören muß. Mit anderen Worten: Bewußtseinsprozesse können niemals gedacht werden als sich entwickelnd aus vitalen Aufbauprozessen durch irgendwelche Verkomplizierungsvorgänge der Materie, wie es bislang die Meinung der Wissenschaft ist.

Wir haben einen *vitalen Prozeß* in unserer Körperlichkeit, der sich die Materie eingliedert und damit Ernährung, Wachstum, Regeneration und Reproduktion stattfinden läßt. Ihm steht polar gegenüber ein *geistiger Prozeß*, der Vitalität abbaut, Materie zerstört und im Zerstören Bewußtsein, auch Selbstbewußtsein, entwickelt. Beide polaren Prozesse gehören zum Menschenwesen und bilden in ihrer Existenz, in ihrem Gegeneinander- und Ineinanderwirken das Spannungsfeld unseres Menschseins hier auf der Erde.

Die Bestimmung des Menschen –
der Mensch als freies Wesen

Wir können uns nun fragen: Wo haben die beiden Pole des Menschenwesens, die wir in den vorangegangenen Kapiteln geschildert haben, ihren Ursprung? Das heißt, wo kommt der Mensch her als Geistwesen, wo kommt er her als Körperwesen?

Die Existenz des Menschen als Geistwesen, als Individualität, als Ich, haben wir schon beleuchtet. Wir haben die Individualität als ein Dauerndes, Ewiges erkannt, hindurchgehend durch verschiedene, wiederholte Erdenleben, dabei Erfahrungen sammelnd, die zu einem Reifungs- und Vervollkommnungsprozeß führen. An seinem Ursprung geht dieses Geistwesen, das menschliche Ich, aus einem Vereinigtsein mit einer göttlichen Schöpferwelt, aus der Gottheit selbst, hervor, wie es in den verschiedenen mythischen Schöpfungsberichten geschildert wird.

Die uns bekannteste Schöpfungsmythe ist die der Bibel. In ihr wird in einer großartigen Bildersprache das ursprüngliche Einssein des Menschen mit der gesamten Schöpfung und dem Schöpfer selbst im Bilde des Paradieseszustandes dargestellt. Durch das Einwirken einer Versuchermacht tritt dann eine Loslösung des Menschen aus dieser Einheit ein, was zur Folge hat, daß der Mensch in eine Auseinandersetzung mit der Sinneswelt gerät. Die bereits geschilderte Zweiheit von göttlich-geistiger Welt einerseits und materieller Sinneswelt andererseits tritt auf. Die letztere geht dabei als Schöpfung aus der ersteren hervor. Das Resultat jenes Trennungsprozesses ist die Dualität Geist-Materie, Geist-Natur, Geist-Physis, geistige Individualität-Körperlichkeit oder wie wir es auch immer nennen mögen. Mythisch-bildlich wird der Trennungsprozeß in der Bibel als Austreibung aus dem Paradies dargestellt. Geistige Individualisierung ist dabei zu verstehen als

Loslösung eines göttlichen Funkens aus dem allgemeinen Göttlichen, als ein Selbständigwerden eines Teilgeistigen, eines Ich. Gewonnen wird dabei die Möglichkeit individueller Selbständigkeit und Freiheit. Diese Möglichkeit und das darin liegende Entwicklungsmoment haben wir bereits skizziert. Ob dieses Entwicklungsmoment nun so gehandhabt wird, daß es sich ganz der materiellen Welt, das heißt der Natur, den physischen Dingen, der Körperlichkeit zuwendet, oder ob es in geistige Bereiche hineinstrebt, ohne eine materielle Welt zu berücksichtigen, ist Bestandteil und eigentliches Wesensmerkmal der Freiheit. Im gegenwärtigen geschichtlichen Entwicklungszeitpunkt scheint der Mensch, beziehungsweise die Menschheit, den Weg in eine Vorrangigkeit oder Ausschließlichkeit der *materiellen* Welt zu bevorzugen. Daß sich hieraus problematische Situationen ergeben, ist selbstverständlich. Es dürfte ein Weg sein, der nicht auf einer Erkenntnis der Daseinsrealitäten basiert und in Einseitigkeiten hineinführt. Wir erleben diese tagtäglich, wenn wir nicht blind sind für die Lebenswirklichkeiten. Aber auch das Streben in ein *nur geistiges* Dasein hinein, ohne die materielle Sinneswelt ergreifen zu wollen, ist um uns herum wahrnehmbar in Bestrebungen nach ausschließlich Transzendentem sowie im Sucht- und Rauschhaften. Ohne Berücksichtigung physischer Gegebenheiten müssen solche Bemühungen jedoch zwangsläufig in ein Illusionäres, Gespensterhaftes hineinmünden. Auch hierfür gibt es in unserer Alltagswelt Beispiele genug.

Aus diesen Erkenntnissen heraus dürfte sich folgerichtig ein dritter Weg für unser menschliches Streben ergeben, der die beiden geschilderten Möglichkeiten in ihrer Polarität zum Ausgleich, damit aber im Goetheschen Sinne zu einer Steigerung bringt. Dieser dritte Weg würde darin bestehen, zunächst die Freiheitsmöglichkeit, die durch die Individualisierung der Geistigkeit im menschlichen Ich gewonnen wurde, voll zu realisieren: Hier stehe »Ich«, einmalig auf der Welt, mit allen Möglichkeiten zur Freiheit. Ich kann nun – der Möglichkeit nach – diese Freiheit in egoistischer Weise benutzen, das heißt, *gegen* meinen Mitmenschen, *gegen* die Natur um mich herum. Mit anderen Worten: Ich kann Macht aus der Freiheit entwickeln, z.B. Diktator,

Tyrann oder was auch immer werden. Ich kann die Schöpfung um mich her ausbeuten, alles meinem Machthunger, meinem Egoismus dienstbar machen. Ja, ich kann sogar so weit gehen, mich, die Menschheit, die Erde zu zerstören.

Ich kann aber auch aus der Erkenntnis der Grandiosität der Freiheitsidee sagen: Ich erfasse mich in meiner Würde als individualisiertes Geistwesen, als Ich, und handle aus der vollen Bewußtheit dieses Freiseins. Ich erkenne, daß ich einen göttlichen Funken in mir habe: mein Ich, das mich zum Menschen macht. Dieser göttliche Funke ist aus dem Geistigen heraus geboren, heraus individualisiert. Ich habe durch diesen Prozeß die Verbindung, die Religio, zur Gottheit verloren, bin einsam und isoliert geworden. Mit mir sind in gleicher Weise die anderen Menschen gottverlassen geworden, haben die Verbindung zum Geist verloren. Mit uns ist die ganze uns umgebende materielle Welt verselbständigt worden, eben Materie geworden. Ich will nun aus voller Bewußtheit heraus, aus Freiheit, einen Weg suchen, der mich wieder hinführt in eine Verbindung zum Geistigen, mich wieder eintreten läßt in eine göttliche Welt, jetzt aber bei voller Erhaltung meines individualisierten Geistwesens, meines Ich, meiner Freiheit. Aber ich will dabei nicht der Erde, der mich umgebenden Natur, den Rücken kehren, um in schwelgerisch-schwärmerischer Weise in ein Geistiges hineinzuverschwinden, sondern will die Erde voll bejahen, indem ich sie erkenne als göttliche Schöpfung. Ich will aus dieser entnehmen, was ich zur Erhaltung meiner Körperlichkeit, zur Befriedigung meiner lebensnotwendigen physischen Bedürfnisse brauche, ohne jedoch in ein egoistisches Ausbeuten zu verfallen. Ich will die Erde pflegend behandeln, sie als Umwelt schützen und als würdiges göttliches Geschöpf kultivieren. Dieses ist uns Menschen als physische Existenzgrundlage anvertraut, nicht im Sinne machtgeladener Ausbeutung, sondern zum Ausbildungsort kraftvoller geist- und menschengemäßer Kultur. In der Erfüllung einer solchen Aufgabe werde ich im wahrsten Sinne meines Wesens frei, finde meine Bestimmung als freier Mensch. Nicht Macht ist dann mein Ziel, sondern Erkenntnis und Liebe und aus diesen beiden heraus Entwicklung kraftvoller Wandlung. Ich erkenne:

34

Aus dem Geiste heraus entwickelte sich der Mensch, die Menschheit, zum Erwerben von Selbständigkeit und Freiheit des eigenen Geistigen. Aus dieser Freiheit heraus strebt der Mensch wieder bewußt in ein Geistiges hinein unter voller Wahrung seiner individualisierten Geistigkeit. In Liebe nimmt er auf diesem Wege die ihn umgebende Schöpfung der materiellen Welt, die ihm die Leibesgrundlage gibt, mit.

Wir kommen damit zur Betrachtung des anderen Pols der menschlichen Wesenheit, der physischen Leiblichkeit und zur Beantwortung der am Anfang dieses Kapitels gestellten Frage nach dem Ursprung des Menschen als Körperwesen. Die Antwort auf diese Frage fällt uns sicher leichter als die Beantwortung der Frage nach dem Ursprung des Menschen als Geistwesen.

Wir haben in unseren bisherigen Erörterungen festgestellt, daß unser Körper der Vergänglichkeit unterliegt, also keine Dauer besitzt. Wenn wir unbefangen beobachten, wie die Körper der lebenden Wesen entstehen, wird es uns nicht schwerfallen, einzusehen, daß ein lebendes Wesen stets ein anderes lebende Wesen braucht, welches ihm altersmäßig vorangeht und es aus sich entstehen oder abstammen läßt. Alles Lebendige entsteht nur aus Lebendigem, also Körperlichkeit aus Körperlichkeit, Leib aus Leib. Wir haben hier eine Tatsache, die sich tagtäglich tausendfach um uns herum ereignet, seit Jahrtausenden sich wiederholend, für jeden offenbar, der Augen hat zu sehen. Und gerade diese für jeden offenliegende Tatsache steht erkenntnismäßig im krassesten Gegensatz zu der Erklärung, die die materialistische Wissenschaft von der Entstehung des Lebens, der lebendigen Körper abgibt. Selbstverständlich beobachtet auch ein materialistisch eingestellter Wissenschaftler diese von uns angeführte Tatsache, daß alles Lebende nur von Lebendem abstammt. Aber wenn es darum geht, die Entstehung des allerersten Lebens überhaupt zu erklären, erfindet er plötzlich eine hypothetische »Generatio spontanea«, eine Art theoretischer Urzeugung, wonach aus der ursprünglich vorhandenen, unbelebten Materie – etwas anderes kann sich der Materialist nicht vorstellen – durch besonders komplizierte, aber völlig ungeklärte und unerklärbare Zusammenballung, oder welche Komplizierung auch immer, das

Leben entstanden sei. Welch merkwürdige, wundersame, aber völlig unlogische und vor allem jeder Beobachtung und jeder wissenschaftlichen Denkweise widersprechende Ansicht! Eine Ansicht, die gerade jener wissenschaftlichen Denkweise widerspricht, die nur das gelten lassen will, was äußerlich sinnenfällig beobachtet werden kann. Beobachtet jedoch kann werden, daß Materie, tote Materie, immer dann entsteht, wenn das Leben sich daraus zurückzieht, also wenn ein Todesprozeß sich vollzieht. Niemals noch ist beobachtet worden, daß ein Totes, ein Unbelebtes, plötzlich von sich aus lebendig würde, niemals!

Beobachtet werden kann auch, daß ein lebender Organismus tote Stofflichkeit, Mineralisches z.B., in sich aufnimmt und es – kraft der ihm innewohnenden Lebendigkeit – in sich eingliedert, es belebt, zu lebender organischer Substanz macht. Diesen Vorgang vollbringen wir ständig z.B. in unserem Ernährungsprozeß. Voraussetzung hierfür ist jedoch, daß der lebendige Organismus *zuerst da ist*, damit er die tote Materie beleben kann. Zieht sich das Leben zurück, entsteht tote, unbelebte Substanz.

Zieht sich das Leben aus einem gestalteten Organismus zurück, so bleibt zunächst noch ein gestalteter, jedoch lebloser Organismus übrig, den wir Leichnam nennen, der sich aber dann nach mehr oder weniger kurzer oder langer Zeit in der unbelebten Natur auflöst.

Mit diesen Beobachtungen sind wir erkenntnismäßig bei zwei Polaritäten angelangt: Wir haben einerseits die Polarität tote Materie – belebte beziehungsweise vom Leben ergriffene Materie entdeckt, andererseits aber auch die Polarität belebte Materie – gestaltete Materie gefunden. Über beide Polaritäten haben wir in unseren Ausführungen schon Erkenntnisse gesammelt. Wir haben eingehend das Hineingenommenwerden der toten Materie in den Bereich des Lebens betrachtet. Bezüglich der Polarität belebte Materie – gestaltete Materie haben wir die Erkenntnis gewonnen, daß Gestaltungsvorgänge immer in Richtung Abbau tendierende Vorgänge sind, das heißt Vorgänge, die die Lebendigkeit, den Aufbau eindämmen und zu einem gewissen Abschluß, eben zu einer Form, einer Gestalt, bringen. Leben und Gestaltung, lebendig-aufbauende Vorgänge und gestaltbildend-abbauende

Vorgänge stehen einander polar gegenüber. Sie prägen in ihrem polaren Wirken den Zustand, die Befindlichkeit unseres Körperseins. Befinden sie sich im Gleichgewicht, so empfinden wir uns als gesund; überwiegt in dem Kräfteverhältnis die eine oder die andere Seite, so fühlen wir uns in einem Ungleichgewicht, wir werden krank. Ständig müssen wir während unseres Erdenlebens um eine Ausgewogenheit beider Kräfterichtungen, des Lebens und der Gestaltung, des Aufbaus und des Abbaus, bemüht sein. In dem Erreichen beziehungsweise immer neuen Ausbalancieren dieses Gleichgewichtes liegt ein weiterer Sinn unseres Daseins hier auf der Erde. Er bildet die physische Grundlage für dasjenige, was wir oben als das Ziel der Menschwerdung im Sinne einer Vervollkommnung unserer geistigen Wesenheit herausgearbeitet haben.

Die Entstehung des Menschen als gestaltete Lebendigkeit im embryologischen Werden

Wir haben im Vorangegangenen die Entstehung des Lebens überhaupt und die eines lebendigen Organismus im besonderen betrachtet. Wir haben gesehen, daß Lebendiges immer aus Lebendigem hervorgeht und daß ein lebender Organismus immer einen lebendigen Elternorganismus braucht, der ihm das Leben spendet und ihn aus sich hervorgehen läßt. Wir haben auch gesehen, daß dieses Lebendige gestaltet, geprägt werden muß und daß sich mit dieser Gestaltung ein Abbau verbindet, der der aufbauenden Lebendigkeit polar entgegengerichtet ist.

Wir wollen uns nun die Verhältnisse vor Augen führen, wie sie in der menschlichen Embryonalentwicklung ablaufen, in der ja genau das Geschilderte geschieht, also eine lebendige Gestalt, man könnte auch sagen, eine gestaltete Lebendigkeit, eben ein neuer Mensch, entsteht.

Die Voraussetzung für den Beginn der embryologischen Entwicklung ist bekanntermaßen das Zusammenkommen der Polarität eines männlichen und weiblichen Elementes, wobei im Ausgleich der Polarität sozusagen der zündende Funke für die Entstehung des Neuen geschaffen wird. Aus den lebendigen Organismen von Mann und Frau entstammen die Leben bergenden Keimzellen, Samen- und Eizelle, die sich im Befruchtungsvorgang zusammenfinden. In dem dabei erfolgenden Ausgleich der Polarität entsteht für einen Moment eine lebendige Einheit, das Spermovium. Betont wird diese Einheit noch dadurch, daß sich im Moment des gelungenen Eindringens eines Samenfadens in die Eizelle um das Spermovium eine feine Membram bildet, die das befruchtete Ei hermetisch nach außen abschließt und das Eindringen weiterer Spermien verhindert. Unmittelbar anschließend wird diese Einheit bereits wieder aufgehoben, indem sich die erste Zellteilung vollzieht. Sie läßt aus dem einheitlichen Spermovium zwei Zellen entstehen. Die Begegnung und Befruchtung des Ovums mit dem Samen geschieht im Eileiter. Im weiteren begibt sich nun das befruchtete Ei im Laufe von 3–4 Tagen durch den Eileiter in die Gebärmutterhöhle hinein.

Auf dieser Wanderung finden bereits die erste und weitere Zellteilungen statt, so daß bei Ankunft des Spermoviums im Uterus ein etwa 12–16 Zellenstadium erreicht ist. Dabei geschehen die Teilungen immer jeweils durch Unterteilung der ursprünglich vorhandenen Zellsubstanz *ohne* zwischenzeitliches Wachstum. Jetzt erst, nach Ankunft im Uterus, wird die bisherige Abgeschlossenheit des entstandenen Zellhäufchens nach außen aufgegeben, indem sich das das Ganze umgebende Häutchen auflöst. Die Weiterentwicklung ist gekennzeichnet durch weitere Zellteilungen, jetzt jedoch mit zwischengeschalteten Wachstumsphasen der Zellen. Im weiteren Werden gehen sodann in unendlicher Wiederholung immer die beiden Vorgänge Wachstum – Teilung – Wachstum – Teilung vor sich. Zahlenmäßig sieht das so aus: 1, 2, 4, 8, 16, 32, 64, 128, 256, 512, 1024, 2048, 4096, 8192, 16384, 32768, 65536, 131072, 262144, 524288, 1048576, 2097152, 4194304, 8388608, 16777216, 33554432... Man sieht, es entstehen sehr rasch ungeheuer große Zellzahlen, und wir haben bei einer nur 25maligen Zellteilung, die wir jetzt verfolgt haben, bereits die Zahl von über 33½ Millionen Zellen erhalten; eine für das gewöhnliche Bewußtsein schon nicht mehr vorstellbare Zahl. Dabei läuft immer nur dasselbe Geschehen ab: *Zellteilung, Ernährung und Wachstum.* Das sind die reinen *Urkriterien des Lebendigen.* Würden nur diese reinen Lebensvorgänge walten, so würde ein unendlich großer, ungestalteter Zellhaufen entstehen.

Diese unumschränkte und ausschließliche Entfaltung eines bloß lebendigen Zellprinzips beobachten wir z.B. bei der Krebskrankheit. Hier wird das Zellenwesen in seiner Absolutheit dem menschlichen Organismus jedoch außerordentlich gefährlich. Es bedroht ihn existenziell, ja zerstört ihn schließlich. In der Ausschließlichkeit des Zellenlebens liegt ein gewisser Irrsinn, der der Ordnung und Ganzheitsgestaltung des Organismus genau zuwiderläuft, ihn also keineswegs aufbaut, wie man gemeinhin meint, sondern ihn stört und letztlich zerstört. Der Tendenz nach steckt dieses reine Zellprinzip auch in den Vorgängen der Embryonalentwicklung. Aber hier mündet die Entwicklung nicht in ein uferloses zerstörerisches Krebswachstum, sondern in die Gestaltung und Wohlgeordnetheit eines Organismus ein. Diese Gestaltung und Ordnung kann man schon sehr früh, und zwar zunächst in einer zweifachen Weise erkennen:

Die in dem Zellhäufchen nach außen gelegenen Zellen fangen an, Verdauungsfermente zu bilden, die nach innen zu gelegenen Zellen hingegen nicht. Die Wirkung der Fermente führt dazu, daß die umgebende Uterusschleimhaut angedaut, verflüssigt wird und auf diese Weise Nahrungssubstanz für die weitere Entwicklung des Zellhaufens bildet. Außerdem sinkt das bis jetzt entstandene Zellhäufchen, das sogenannte Maulbeerstadium des Keimlings, die Morula, in das durch den Verdauungsvorgang entstandene Loch in der Uterusschleimhaut hinein; die Einbettung oder Einnistung (Nidation) des Keimlings in den mütterlichen Organismus hat stattgefunden. Im weiteren Verlauf werden sodann diese der Ernährung dienenden Zellpartien in Verbindung mit der Gebärmutterschleimhaut ausgestaltet zum Mutterkuchen, der Placenta, und zu den Eihäuten.

Die nach innen gelegenen Zellpartien der Morula, der Embryonalknoten, entwickelt sich weiter zum eigentlichen Embryo. Auch hier finden weitere Differenzierungs- und Gestaltungsvorgänge statt. Es entstehen zunächst verschiedene, mit Flüssigkeit gefüllte Höhlenbildungen, die Amnionhöhle und die Dottersackhöhle, die nebeneinander liegen. Das zwischen ihnen gruppierte schildförmige Zellmaterial erfährt die weitere Ausbildung zum eigentlichen Keimling und wird deshalb Keimschild genannt. Aus ihm entsteht die erste, länglich geformte Urgestalt des werdenden neuen Menschen. Im ganzen gesehen wirken also außerordentlich differenzierte und komplizierte Gestaltungskräfte, die das vorhandene, lebendige Zellmaterial ergreifen und formen, und zwar – im Überblick gesehen – in dreifacher Weise: Erstens wird durch Formung und Begrenzung des Zellmaterials nach außen hin eine *äußere Gestalt* herausgebildet, die mehr und mehr das

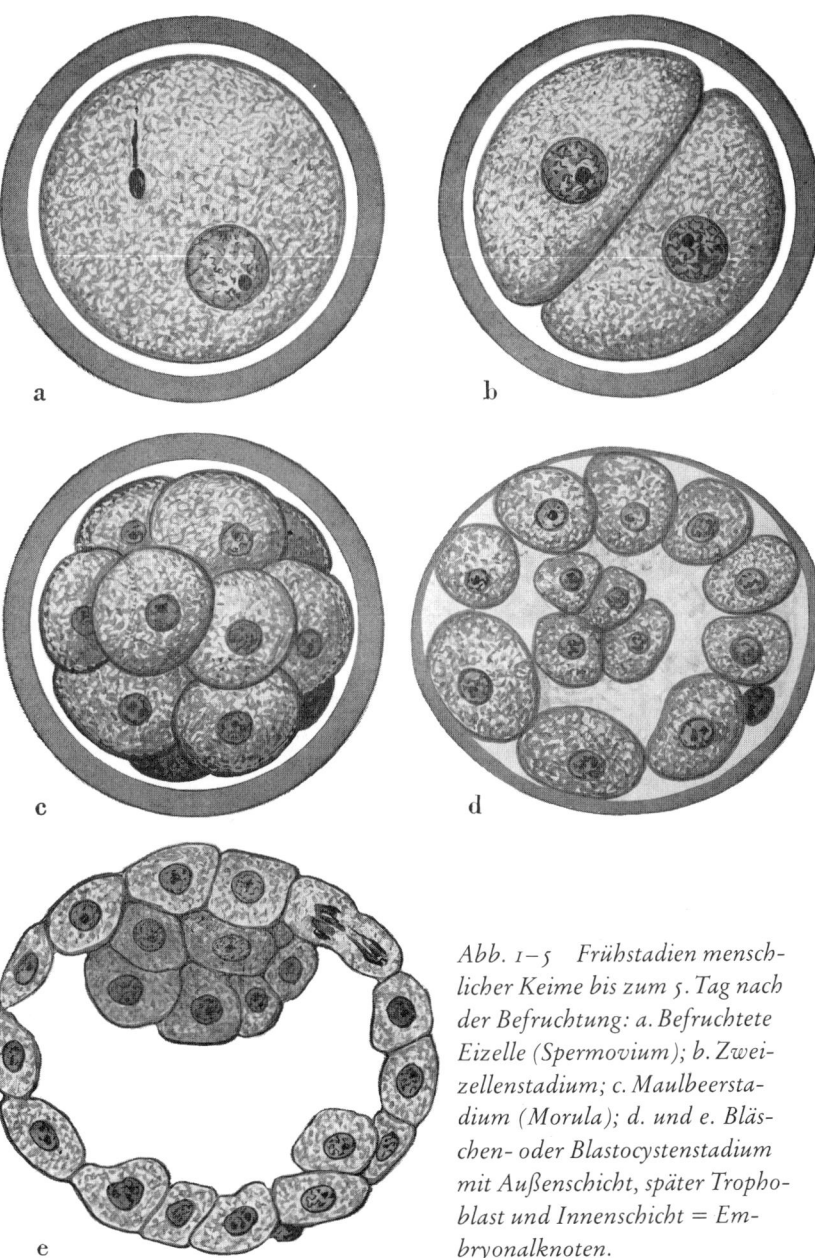

Abb. *1–5* *Frühstadien menschlicher Keime bis zum 5. Tag nach
der Befruchtung: a. Befruchtete
Eizelle (Spermovium); b. Zwei-
zellenstadium; c. Maulbeerstadium (Morula); d. und e. Bläs-
chen- oder Blastocystenstadium
mit Außenschicht, später Tropho-
blast und Innenschicht = Embryonalknoten.*

41

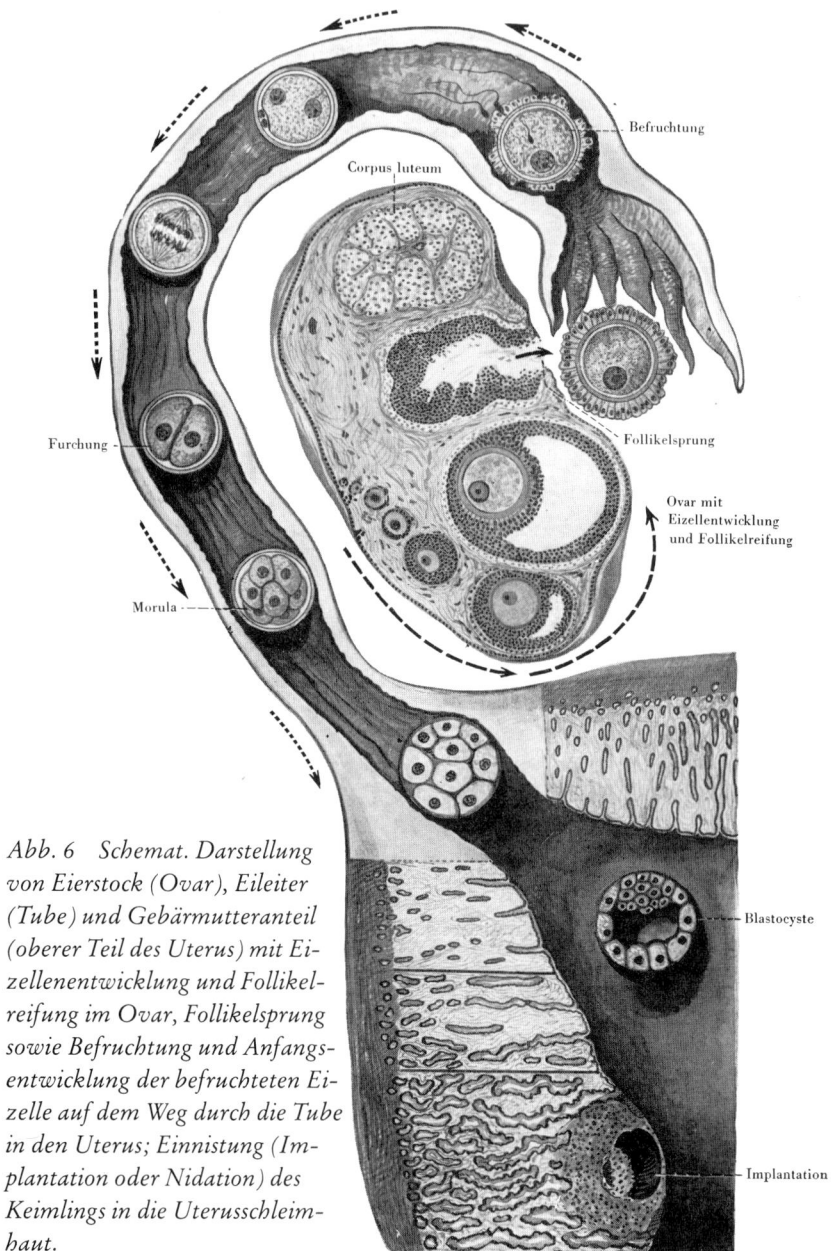

Befruchtung

Corpus luteum

Follikelsprung

Furchung

Ovar mit
Eizellentwicklung
und Follikelreifung

Morula

Blastocyste

Implantation

Abb. 6 Schemat. Darstellung von Eierstock (Ovar), Eileiter (Tube) und Gebärmutteranteil (oberer Teil des Uterus) mit Eizellenentwicklung und Follikelreifung im Ovar, Follikelsprung sowie Befruchtung und Anfangsentwicklung der befruchteten Eizelle auf dem Weg durch die Tube in den Uterus; Einnistung (Implantation oder Nidation) des Keimlings in die Uterusschleimhaut.

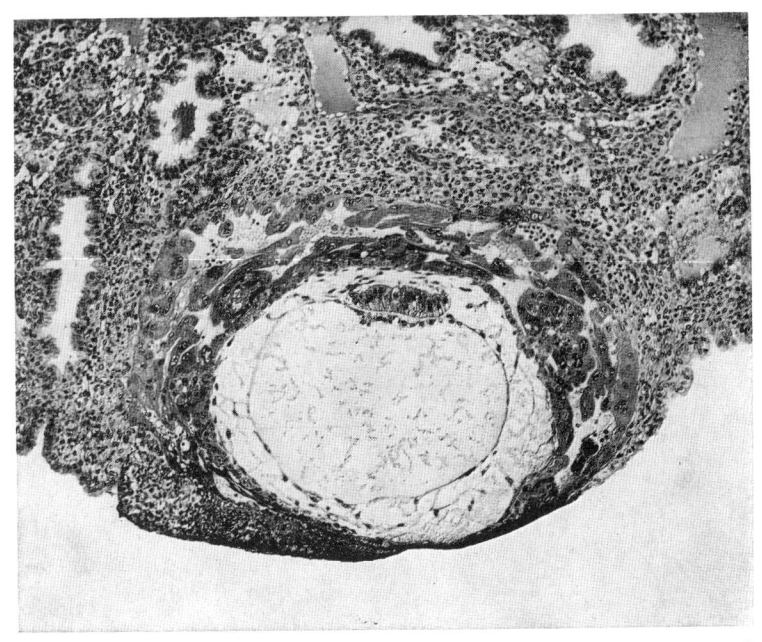

a

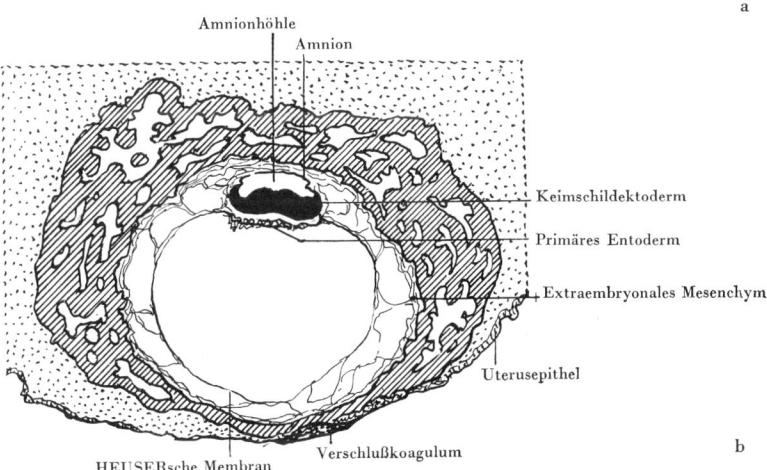

Amnionhöhle

Amnion

Keimschildektoderm

Primäres Entoderm

Extraembryonales Mesenchym

Uterusepithel

HEUSERsche Membran   Verschlußkoagulum

b

Abb. 7, 8   Zwölf Tage alter menschlicher Keimling, eingenistet in die Uterus-schleimhaut, oben in Mikrophotographie in 100facher Vergrößerung, unten als schematische Darstellung.

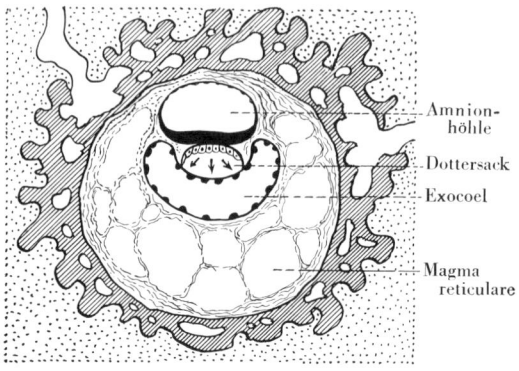

Amnion-
höhle
Dottersack
Exocoel
Magma
reticulare

*Abb. 9   Dreizehn Tage alter Keimling, Bildung des Dottersacks, des Keim-
schilds und Vergrößerung der Amnionhöhle.*

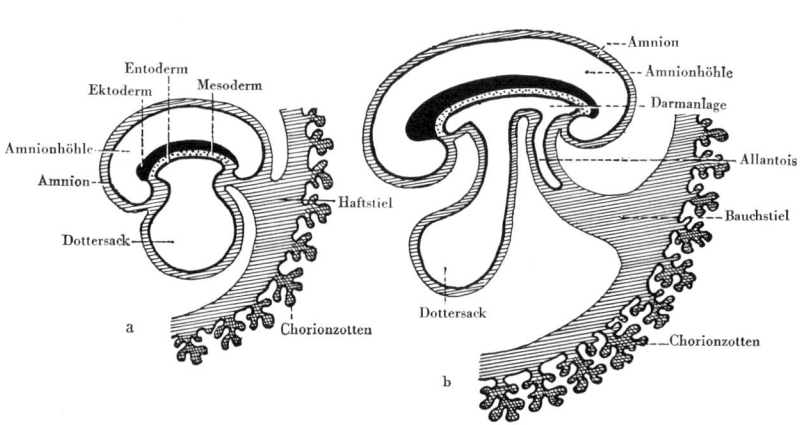

Amnion
Amnionhöhle
Darmanlage
Entoderm
Ektoderm   Mesoderm
Amnionhöhle
Allantois
Amnion
Haftstiel
Bauchstiel
Dottersack
Dottersack
a
Chorionzotten
Chorionzotten
b

*Abb. 10   Keimanlage am Ende der 2. Embryonalwoche, Ausbildung des Haft-
bzw. Bauchstiels, der späteren Nabelschnur.*

44

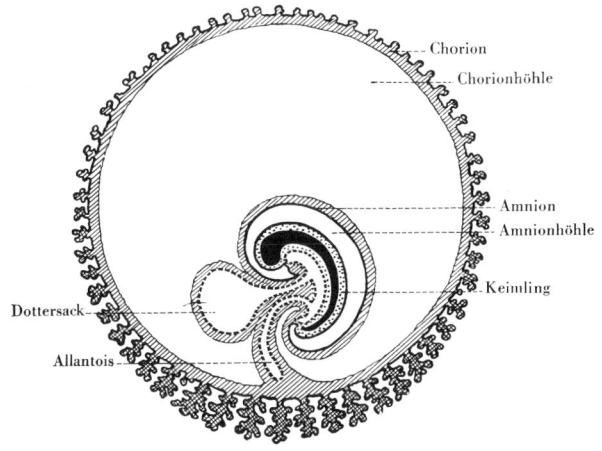

Chorion
Chorionhöhle
Amnion
Amnionhöhle
Keimling
Dottersack
Allantois

a

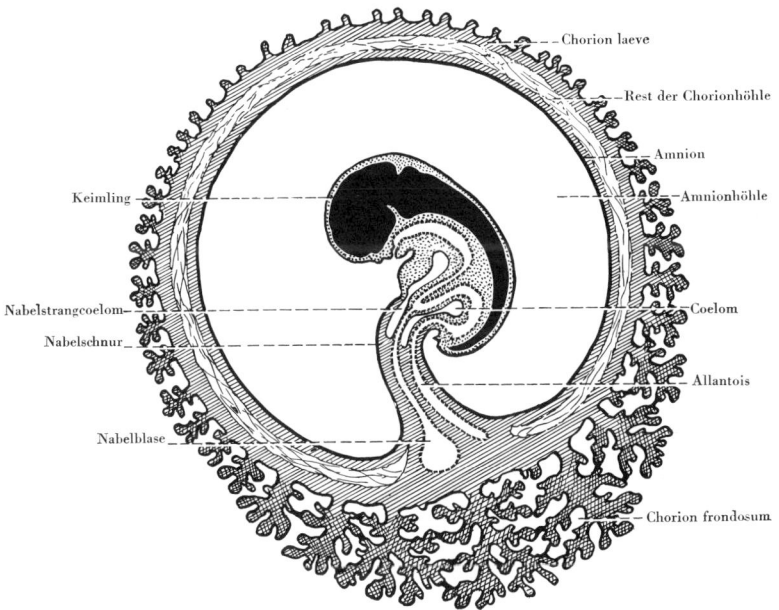

Chorion laeve
Rest der Chorionhöhle
Amnion
Keimling
Amnionhöhle
Nabelstrangcoelom
Coelom
Nabelschnur
Allantois
Nabelblase
Chorion frondosum

b

Abb. 11, 12   Entstehung der Eihäute und der Nabelschnur; Einbeziehung des Dottersacks in die Embryonalanlage = Urdarm; Vergrößerung der Amnionhöhle zur endgültigen Fruchthöhle mit dem Fruchtwasser; Bildung des Kopfes.

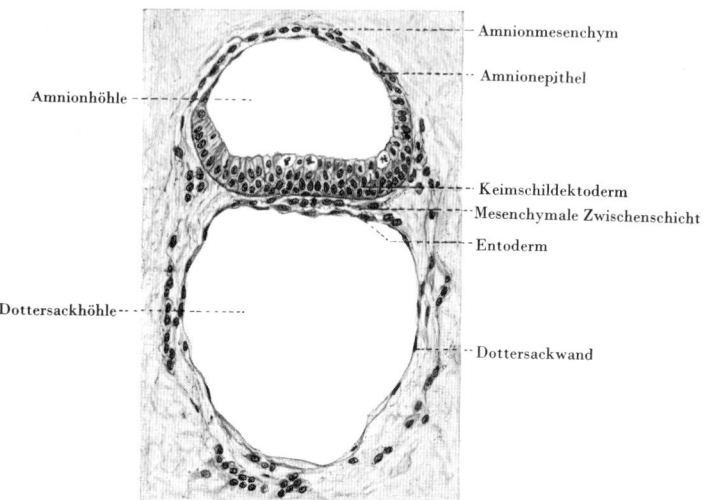

Amnionmesenchym

Amnionepithel

Amnionhöhle

Keimschildektoderm

Mesenchymale Zwischenschicht

Entoderm

Dottersackhöhle

Dottersackwand

Abb. 13   Querschnitt durch eine menschliche, schildförmige Keimlingsanlage, etwa 0,75 cm lang, 3 Wochen alt.

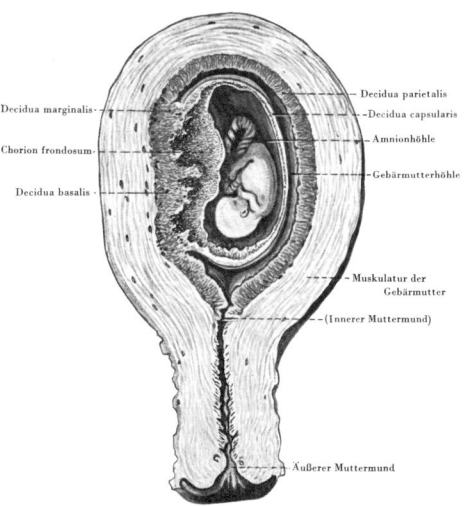

Decidua marginalis

Chorion frondosum

Decidua basalis

Decidua parietalis

Decidua capsularis

Amnionhöhle

Gebärmutterhöhle

Muskulatur der Gebärmutter

(Innerer Muttermund)

Äußerer Muttermund

Abb. 14   Längsschnitt durch einen menschlichen Uterus mit Keimling aus dem 2. Schwangerschaftsmonat; etwa 3–4 cm lang.

46

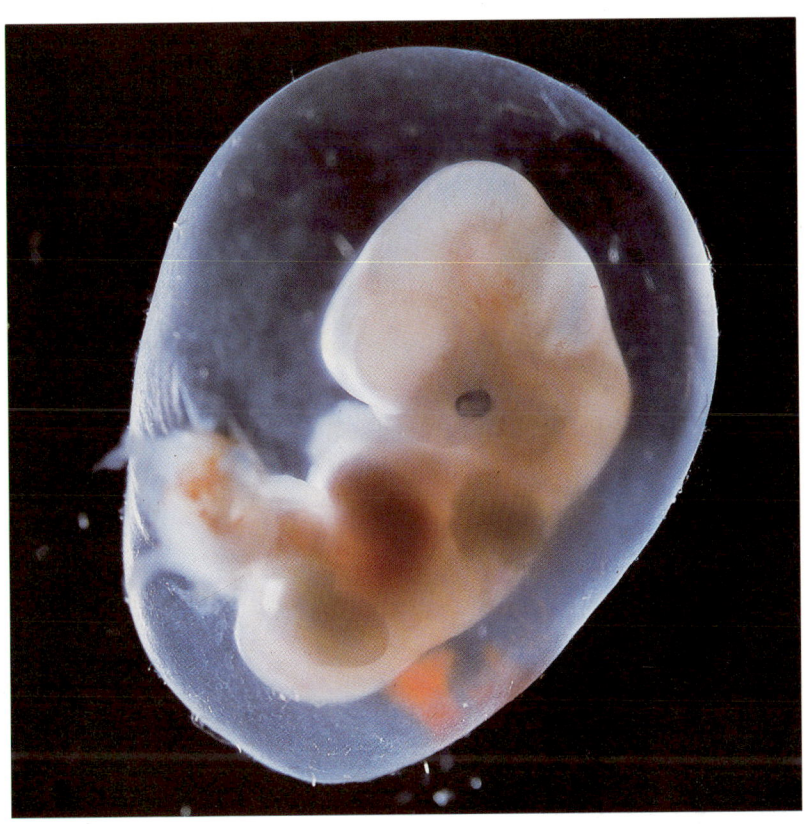

Abb. 15   Sechs Wochen alter Keim, etwa 1,5 cm lang, in der geschlossenen Fruchtblase (Amnionsack). Groß ausgebildeter Kopf mit Gehirn und typischer Augenform, kräftig schlagendem Herzen und großer Leber.

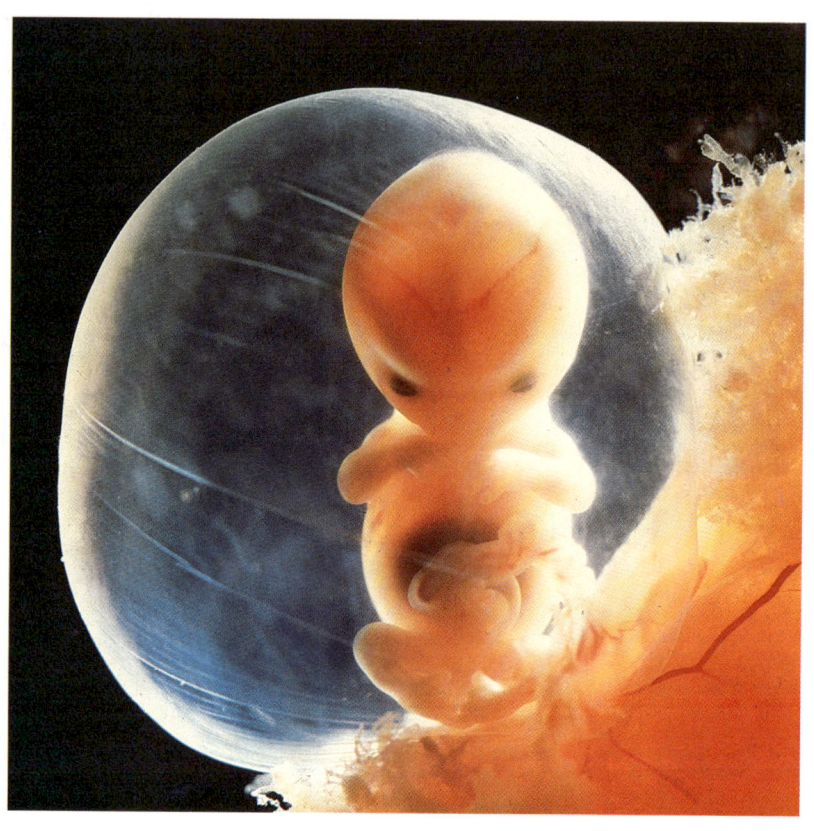

*Abb. 16 Embryo im Alter von 7 Wochen, etwa 2 cm lang, 2 Gramm schwer.
Typisch ausgeprägte menschliche Körperformen, großer Kopf mit nach vorn
ausgerichteten Augen, erkennbarer Nase, ausgebildeten Lippen, Zunge und
Milchzahnanlagen, beginnende Knochenbildung in den Extremitäten sowie
Muskelbildung. Kräftig sich bewegend im Fruchtwasser.*

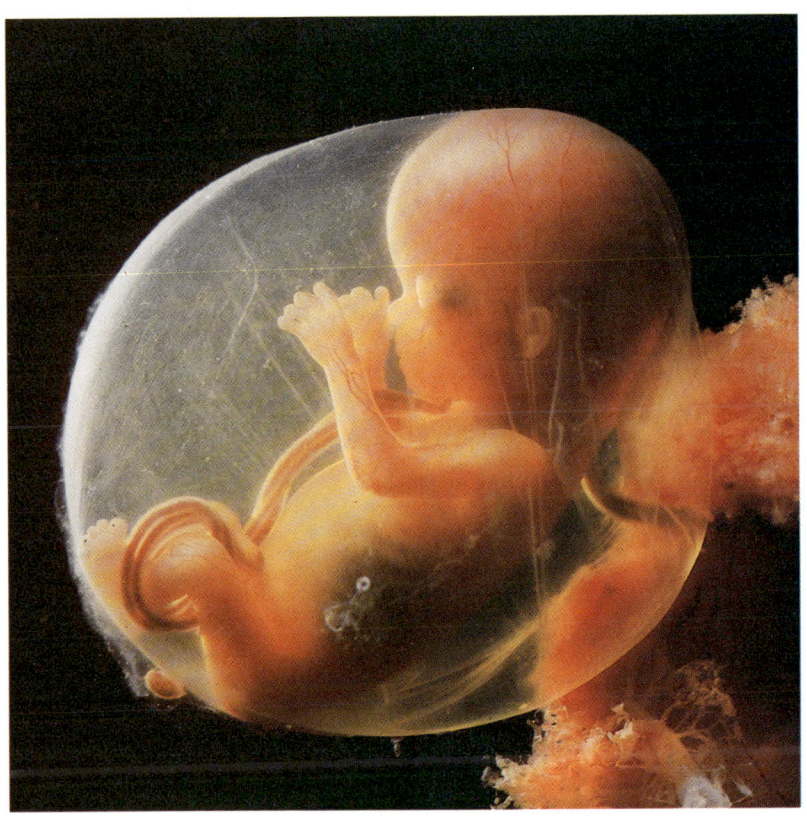

*Abb. 17   Foetus im Alter von 3 Monaten, etwa 8 cm lang, 25 Gramm schwer.
Noch immer sehr großer Kopf mit typisch menschlichen Gesichtszügen, gut aus-
gebildete Extremitäten mit Fingern und Zehen. Im Fruchtwasser nahezu
schwerelos schwebend.*

Aussehen eines kleinen Menschleins annimmt. Zweitens wird gleichzeitig der lebendige Zellhaufen auch *innerlich* durchgestaltet in der Weise, daß einzelne abgegrenzte Zellbereiche im Sinne von Organen entstehen, die sinnvoll eingegliedert werden in den Bereich der Gesamtgestalt. Als drittes werden die einzelnen Organzellbereiche geprägt und differenziert in Richtung von bestimmten, organspezifischen Funktionen. Zu deren Erfüllung erhalten die Einzelzellen eine bestimmte Prägung ihrer Gestalt, der Zellmorphe; die außerordentlich verschiedenartige und differenzierte Gewebebildung unseres Körpers tritt auf.

Verfolgt man die Vorgänge im einzelnen – was hier leider nicht geschehen kann –, so gewahrt man staunend ein ungemein bewegtes Geschehen, eine ungeheure Bildetätigkeit im Sinne von Gestaltung und Umgestaltung. Es ist, wie wenn ein außerordentlich begabter Künstler sich über ein sehr lebendiges und gestaltungsfähiges Material hermacht und aus ihm eine wunderbare Plastik schafft. Der Gestalter ist aber ein so großer Künstler, daß er es nicht nur fertigbringt, eine äußere menschliche Figur in großer Vollkommenheit zu formen, sondern überdies fähig ist, diese innerlich zu durchwirken und auf diese Weise den Wunderbau des menschlichen Leibes, des Organismus mit allen Organgestaltungen, hervorzubringen.

Die Frage taucht nun auf: Wo kommen diese Gestaltungskräfte her? Wer ist der wundersame Künstler, der die menschliche Leiblichkeit in dieser Vollkommenheit erschafft? Die materialistische Weltanschauungsweise, die heute vorherrscht und mit der wir nahezu ohne Ausnahme erzogen werden, gibt im allgemeinen die Antwort, daß die Gestaltungs- und Prägungskräfte für unseren Leib aus der Vererbung, aus den Chromosomen beziehungsweise Genen unseres Zellenwesens stammen. Drückt man es chemisch aus, dann werden die Desoxyribonukleinsäuren dafür verantwortlich gemacht. Immer wird das gestaltbildende Element in irgendwelchen stofflichen Vorgängen unserer Zellen gesucht. Die Zelle erhält – so wird gesagt – durch die Vererbungskräfte die »Information« – um in der modernen Computersprache zu sprechen –, die sie dann befähigt, im Laufe der Entwicklung in bestimmter, differenzierter Weise sich auszuprägen. An einer solchen Anschauungsweise ist gewiß etwas Wahres, aber es ist eben doch nur eine Teil-Wahrheit. Gewiß sind wir in unserer Leibeskonstitution das Ergebnis einer Kombination aus den Vererbungskräften unserer Vorfahren. Es entsteht hier jedoch die Frage: Ist diese Erbkombination nur eine rein zufällige? Mit anderen Worten: Sind wir als Körpermenschen Spielball eines blinden Zufalls oder waltet in dem »Zufall« eine sinnvolle Ordnung, die uns das »zufallen« läßt, was unserer tieferen Wesensart als Mensch gemäß ist? Das heißt, wer füttert den in der materialistischen Denkweise so gesehenen Computer »Zelle« mit den nötigen Informationen, die diesen Computer schließlich Bestandteil einer individualisiert gestalteten Leiblichkeit sein lassen? Denn daran, daß wir in unserer äußeren Leibesgestalt im umfassendsten Sinne individualisiert geprägt sind, dürfte kein Zweifel bestehen, wenn wir unvoreingenommen das betrachten, was wir an Veranlagungen und Dispositionen z.B. zu Krankheiten, zu Organschwächen, aber auch zu besonderen Stärken, mitbekommen haben. Aus den Erörterungen der vorangegangenen Kapitel dürfte auf der Suche nach dem Gestalter unserer Körperlichkeit klar werden, daß es letztlich doch das Kräftewesen unserer *eigenen Individualität*, unseres Ich, ist, welches bereits während der Embryonalentwicklung tätig ist und hier die Weichen stellt, nach denen die entstehende Körperlichkeit aufgebaut wird. Wir haben diese Geistwesenheit des Menschen in den früheren Betrachtungen kennengelernt als durch verschiedene Verkörperungen gehend, dabei Erfahrungen sammelnd und sich vervollkommnend. Eine Verkörperung knüpft dabei jeweils an das Resultat, an die Frucht der vorangegangenen an, baut auf den früher gemachten Erfahrungen auf. Diese Erfahrungen werden im Durchgang durch das Dasein zwischen Tod und neuer Geburt aufgearbeitet und umgebildet zu Fähigkeiten für ein künftiges Dasein. Gemäß diesen Fähigkeiten wirken wir beim Herabsteigen zu einer neuen Verkörperung an dem Aufbau und der Ausgestaltung unserer entstehenden Leiblichkeit mit. Von hier, aus unserem individuellen Geistwesen, stammen die »Informationen«, die das Zellen- und Vererbungswesen, das aus dem Lebens- und Erbstrom unserer Vorfahren herkommt, erhält und es schicksalsgemäß »programmiert« so, daß wir dann bei der Geburt unser neues Erdenleben mit einer bestimmten, individualisierten Konstitution und schicksalsmäßigen Disposition antreten können.

Von den Eltern stammen also zwei Dinge: Zum einen verdanken wir ihnen das irdische Leben überhaupt, ohne das unsere Geistwesenheit gar nicht in irdische Verhältnisse einsteigen könnte; zum anderen stellen uns die Vorfahren mit dem, was in den Vererbungskräften liegt, eine ungeheure Kombination von Möglichkeiten zur Verfügung, nach denen wir gemäß unserem Schicksal unsere neue Leiblichkeit während der Embryonalentwicklung und auch später ausgestalten können.

DIE GEBURT DES MENSCHEN

Im ersten Teil unserer Abhandlung haben wir uns mit dem Wesen des Menschen beschäftigt in bezug auf sein Geistig-Seelisches und seine Körperlichkeit. Wir haben gesehen, daß sein Geistiges, sein individuelles Ich Ewigkeitscharakter, Unsterblichkeit besitzt und daß er mit diesem, seinem Ich sich auf einem Entwicklungsweg zur individuellen Freiheit, zur Vervollkommnung, befindet.

Die Freiheit und Vervollkommnung erringt er hier auf dieser Erde, indem er sich des Werkzeugs einer individuell gestalteten Körperlichkeit bedient. An der Formung dieser physischen Leiblichkeit ist das Ich des Menschen – wie wir sahen – bereits während der Embryonalentwicklung maßgeblich beteiligt, gemäß der Ausgestaltung früher durchlebten Schicksals. Wir haben entdeckt, daß in der Auseinandersetzung des Geistwesens des Menschen mit seiner Leiblichkeit einerseits und mit der durch die Leiblichkeit erschlossenen Sinneswelt andererseits das seelische Element des Menschen entsteht als Bindeglied zwischen Geist und Körper. Wir haben nun zu betrachten, wie sich diese verschiedenen Wesenselemente des Menschen verhalten im Geburtsvorgang, d.h. beim Erscheinen der physischen Körperlichkeit hier auf der Erde.

Die Vorgänge bei der Geburt –
die Geburt als »Enthüllungserlebnis«

Was geschieht eigentlich bei der physischen Geburt des Menschen? Rein äußerlich gesehen wird durch die Wehenarbeit unter mehr oder weniger großen Schmerzen ein kleiner neuer Mensch aus der Mutter herausgeboren. Er erscheint und zeigt im Normalfall alsbald kräftige Lebensäußerungen, das heißt er strampelt, schreit, ist rosig, hat Herzschlag und Atmung, weist Saug- und Greifreflexe auf usw., ist, wie man in der geburtshilflichen Fachsprache sagt, »lebensfrisch«.

Nun sind Bewegungen, Reflexbewegungen und Herzschlag auch schon vor der Geburt festzustellen, wenn das Menschlein noch im Mutterschoß lebt. Diese Tätigkeiten werden nach der Geburt außerhalb der Mutter lediglich fortgesetzt. In ihnen liegt das Wesentliche des Geburtsvorganges also nicht. Etwas jedoch bietet uns das Kind unmittelbar nach der Geburt, was es vorher während der ganzen Schwangerschaftszeit nie gehabt hat: die Atmung, eine kräftig-tätige Atmung. Was verbirgt sich hinter diesem Geheimnis, das in dem Einsetzen der Atmung bei der Geburt liegt? Wir werden uns mit diesem wesentlichen Unterscheidungsmerkmal des Daseins vor und nach der Geburt noch sehr eingehend beschäftigen müssen. Doch sehen wir zunächst zu, welch tiefgreifende Umwälzungen die Geburt für das Neugeborene außerdem noch mit sich bringt.

Während der Embryonalentwicklung ist der werdende Menschenkörper umhüllt und geborgen vom Schoße der Mutter. Es ist erstaunlich, wie viele schützende Hüllen den Embryo umschließen, ähnlich wie eine Knospenhülle die werdende zarte Blume. Wir wollen uns im folgenden ein wenig mit diesen Hüllen befassen.

Die innerste und, man möchte fast sagen, wichtigste Umhüllung ist das Fruchtwasser, in welchem der Foet während der ganzen Zeit der

Schwangerschaft schwimmt. Dieses Wasser wird teilweise vom Foeten verbraucht, aufgeschluckt, von den Eihäuten jedoch immer wieder neu gebildet. Es stellt ein wunderbares, allseitiges Kissen dar, auf welches das kleine Menschlein sozusagen rundum gebettet ist. Es ist auf diese Weise allseitig geschützt vor Stößen von außen; aber auch die Stöße der eigenen Bewegungen werden zart abgefangen und gemildert. Wundervolle, gleichmäßige Wärme wird rundum gespendet, und gleichzeitig hebt dieses Wasser die Körperschwere des werdenden Kindes zu einem großen Teil auf. Bekanntlich verliert ein in Flüssigkeit getauchter Körper nach dem Prinzip des Archimedes soviel an Gewicht, wie sein Rauminhalt Wasser verdrängt und dieses verdrängte Wasser wiegt. Jedermann kennt aus Erfahrung die wunderbare Schwerelosigkeit des eigenen Körpers beim Schwimmen im Bade.

Die nächste Hülle, die den Foeten umgibt, besteht aus den Eihäuten. Sie halten das Fruchtwasser als Einheit zusammen und hindern es am Auslaufen. Ein vorzeitiges Platzen dieser Hülle hat fast unweigerlich das unzeitige Einsetzen von Wehen und damit das zu frühe Geborenwerden des unter Umständen noch nicht reifen Kindes zur Folge.

Als nächste Hülle kommt die eigentliche Gebärmutter, der Uterus, der all das bisher Genannte umschließt. Dieser Uterus ist ein sehr eigentümliches und gleichzeitig einzigartiges Organ. Anatomisch stellt es einen birnenförmig gestalteten Hohlmuskel dar, in nicht schwangerem Zustande etwa von der Größe eines Hühnereies. Er ist in der schützend-knöchernen Umhüllung des mütterlichen kleinen Beckens an verschiedenen Bändern nahezu schwerelos schwebend aufgehängt und hat folgende zwei Funktionen: Als Muskel hat er am Ende der Schwangerschaft die Aufgabe, durch rhythmische Kontraktionen, genannt Wehen, also durch aktive Muskelarbeit das Kind aus der Gebärmutterhöhle heraus und durch den Geburtskanal hindurchzutreiben und nach außen geboren werden zu lassen. Diese Funktion ist die bekannteste und auch überall erwähnte. Die zweite Funktion ist natürlich ebenfalls bekannt und für jedermann offenliegend, wird aber meist als selbstverständlich hingenommen und weniger ins Bewußtsein gerückt. Sie besteht darin, daß der Uterus mit seiner Höhlung so geartet ist, daß er Kräfte zur Wirkung kommen lassen kann, die in ihrem sinnvollen Zusammenwirken einen menschlichen Körper, einen Organismus, ausbilden. Welcher Art diese Kräfte sind und welchen Ursprung sie haben, haben wir im vorhergehenden Kapitel ausführlich geschildert. Man könnte den Uterus in dieser Funktion vergleichen mit einem Brennglas, welches die Wärmewirkungen der Sonne auf einen Punkt zusammenfaßt, wo sie dann zündend wirken können. In ähnlicher Weise vermag der Uterus die individuellen Kräftewirkungen des Menschenwesens aus dem Überirdisch-Unsichtbaren aufzunehmen und zu konzentrieren, so daß sie aus dem lebendigen Zellenwesen die menschliche Gestalt im Irdisch-Sichtbaren schaffen und bilden können. In dieser Fähigkeit ist das Organ Uterus einzigartig auf der Welt. Es gibt keinen noch so raffiniert und kunstvoll konstruierten Brutkasten, der auch nur im entferntesten die Vollkommenheit und die weisheitsvoll eingerichtete Funktion des Organs Gebärmutter erreichen würde. Nur staunend und ehrfurchtsvoll kann man dieses scheinbar so einfache Hohlorgan des menschlichen Körpers in seiner Funktion bewundern.

Als weitere Hülle legen sich, gut abpolsternd und aus der Stoffwechseltätigkeit wunderbare Wärme spendend, die Eingeweide der Mutter, insbesondere die Darmschlingen um das schwangere Uterusgebilde. Ferner umschließt schützend die knöcherne Umhüllung des mütterlichen kleinen Beckens das Ganze. Und als letzte körperliche Hülle nach außen haben wir, abgesehen von den Hüllen der Kleidung, die Bauchdecke mit ihren verschiedenen Schichten und der Haut der Mutter, die einen festen Abschluß, Halt und wärmende Sicherheit gibt.

Von all diesen Hüllen ist unser Werden im Mutterschoß schützend und behütend umgeben. Dann erfolgt das Ereignis der Geburt und mit einem Schlage fallen sämtliche Hüllen weg. Der Körper des Kindes liegt nackt und bloß, völlig ungeschützt, außerhalb der Mutter, in einem für das Kind unendlich groß scheinenden Raum, der von kühler Luft, Helligkeit und oft von lärmender Unruhe erfüllt ist. Schutzlos ist das neugeborene Wesen einer ihm völlig unbekannten Umgebung preisgegeben. Für das Kind ist dies sicher ein Ereignis von solch einschneidender und tiefgreifender Bedeutung, daß wir uns als Erwachsene dieses Erleben in seiner schockierenden Wirkung und Tiefe überhaupt nicht vorstellen können. Leboyer schildert in seinem schon erwähnten Buch »Der sanfte Weg ins Leben – Geburt ohne Gewalt« diese Erlebnisse der Kindesseele beim Geburtsgeschehen sehr eingehend und mitfühlend. Er beschreibt auch sehr ausführlich unsere Unfähigkeit, dieses Erleben nachzuvollziehen, was ja, seiner Schilderung nach, dann zu den von ihm angeprangerten, rohen Zuständen unseres geburtshilflichen Verhaltens führt.

An den einfühlsamen Schilderungen Leboyers ist sicher viel Richtiges und Positives, und es ist gut, daß jemand so eindringlich die Brutalität unserer gewöhnlichen »Schulgeburtshilfe« aufzeigt. Wir wollen jedoch – fußend auf den Erkenntnissen, die wir aus unseren vorangegangenen Schilderungen gewonnen haben – zunächst betrachten, was mit der Menschenwesenheit bei der Geburt wirklich geschieht. Sodann wollen wir wieder auf die Leboyerschen Ausführungen und vor allem auf das von ihm propagierte geburtshilfliche Vorgehen zurückkommen. Zunächst muß noch ausführlicher auf die schon erwähnten Ereignisse bei der Geburt im einzelnen eingegangen werden.

Die Atmung des Menschen und die Geburt als Atemerlebnis

Gehen wir wieder von allgemein bekannten, der Beobachtung zugänglichen Tatsachen aus: Jedermann weiß, daß die Atmung in einem zweizeitigen Vorgang besteht, nämlich der Einatmung und Ausatmung. Einatmung – Ausatmung – Einatmung – Ausatmung wechseln sich in rhythmischer, immer wiederkehrender Folge ab. Es gehört keine große Beobachtungsgabe dazu, zu bemerken, daß wir zeitlebens ununterbrochen auf diesen rhythmischen Vorgang angewiesen sind. Eine nur kurzfristige Unterbrechung der Atemtätigkeit bringt uns sofort in echte Existenzbedrohung. Es stecke jemand für kurze Zeit in der Badewanne seinen Kopf unter Wasser oder halte sich bei geschlossenem Mund die Nase zu, und er wird spüren, wie schnell er in absolute Existenznot gerät. Unter gewöhnlichen Alltagsumständen halten wir die Atmung für selbstverständlich – wir bemerken sie nicht, machen uns keine Gedanken darüber. Sie läuft einfach ab, ohne uns bewußt zu werden. Andererseits können wir von unserem Bewußtsein aus die Atemvorgänge willkürlich in einem gewissen beschränkten Rahmen beeinflussen und steuern. Wiederum im Gegensatz hierzu besteht jedoch eine reflexbedingte, absolute Notwendigkeit zum Atmen dann, wenn die Atemnot ein gewisses Ausmaß erreicht hat. In diesem Falle ist die Atemtätigkeit willkürlich, das heißt vom Bewußtsein her, überhaupt nicht mehr zu beeinflussen. Noch nie hat sich jemand selbst das Leben genommen, indem er sich einfach hinsetzt und den Atem anhält, bis er tot ist.

Wir sehen: Die Atmung ist ein sehr fein ausgewogenes, rhythmisches Kräftespiel in uns, das einerseits in gewissen engen Grenzen unserer willkürlichen Beeinflussung unterliegt, andererseits aber auch eherne, absolute, existenznotwendige Gesetzmäßigkeit im rhythmischen Ablauf zeigt, die wir nicht durchbrechen können, ohne unser irdisches Dasein zu gefährden.

Beobachten wir weiter: Atmen besteht in dem schon erwähnten zweizeitigen, rhythmischen Vorgang der Einatmung und Ausatmung. Äußere Luft wird dabei in den Organismus aufgenommen, innere Luft wird vom Organismus an die Außenwelt abgegeben. Wir stehen also mit der Atmung in einer ständigen Kommunikation unserer Körperlichkeit mit der Umwelt. Dieses Wechselspiel darf, wie wir gesehen haben, nicht unterbrochen werden. Was wird nun durch die Atmung bewirkt? Mit jedem Atemzug nehmen wir Sauerstoff aus der äußeren Luft in uns auf und vermitteln ihn weiter an unser Blut, also unseren flüssigen Organismus und über diesen an unsere inneren Gewebe. Hier begegnet er den Stoffen, die aus dem Ernährungsprozeß unseres Verdauungssystems stammen. Durch die Begegnung mit dem Sauerstoff werden diese Stoffe oxydiert, das heißt verbrannt, verbraucht und liefern uns damit die Energie, die der Körper zu seiner Erhaltung und Bewegung braucht. Es entsteht dabei Kohlendioxyd (chemisch CO_2), das nun wiederum über die Flüssigkeit unseres Blutes in die Lungen und damit zur Ausatmung in die Außenwelt hinausgelangt.

Wir sehen somit die Atmung nach zwei Seiten hin sich öffnend, nach zwei Seiten hin vermittelnd: nach innen in die Körperlichkeit unserer Gewebe über die Begegnung mit dem Blut und seinem Rhythmus, dem Puls, nach außen in das umgebende Luftmeer über unsere Lungen und deren Rhythmus, dem eigentlichen Atemrhythmus. Während die Verbindung mit der inneren Stoffwechselwelt, die Begegnung mit dem Blutrhythmus Puls, dem Bewußtsein nicht zugänglich und von diesem nicht beeinflußbar ist, kann die Begegnung unserer Atmung mit der Außenwelt in Rhythmik und Intensität von unserem Bewußtsein kontrolliert und wenigstens teilweise beeinflußt werden.

In dem Ineinanderspielen beider Rhythmen, des Stoffwechselrhythmus Puls und des Rhythmus Atem, liegt die Entfaltung einer Zwischenwelt von innen und außen. Eine Befindlichkeit von innen und außen tritt auf, die, ins Bewußtsein erhoben, als unsere Seelenwelt erlebt wird. Unser Seelenleben mit all seinen wechselnden gefühlsbetonten Schattierungen und Nuancierungen ist eigentlich ein Ausdruck dieses Verhältnisses unserer eigenen Innenwelt zur uns umgebenden Außenwelt. Die Atemtätigkeit bildet somit das physische Korrelat für die Entfaltung unserer Seelentätigkeit im Gefühlsleben.

Wenden wir uns nach dieser allgemeinen, grundlegenden Betrachtung unseres Atemwesens wieder dem Vorgang der Geburt zu und untersuchen, wie sich die Atmung des Kindes dabei verhält. Ein wesentlichstes Ereignis beim Geborenwerden ist, daß wir anfangen zu atmen. Etwas tritt neu auf, was vorher, während der Embryonalentwicklung, noch niemals in dieser Weise da war. Gewiß sind wir auch während unseres Werdens im Mutterschoße mit Sauerstoff versorgt worden, haben einen Gasaustausch von Sauerstoff und Kohlensäure erfahren; wie anders hätten wir sonst existieren können! Aber dieser Gasaustausch geschah indirekt über die Mutter. Von ihr und ihrer Atmung haben wir den Sauerstoff zugeliefert bekommen, hereinvermittelt von draußen durch ihr Blut, durch ihren Flüssigkeitsorganismus. An sie, die Mutter, haben wir unsere Kohlensäure nach draußen abgegeben. Die Mutter hat *für uns* geatmet, ist für uns mit der Luft der Außenwelt in Beziehung getreten, niemals wir selbst direkt. Jetzt, im Moment der Geburt, nehmen wir diese Beziehung zur Außenluft *direkt* auf und zwar über unsere Lungen. Diese Lungen haben vorher noch nie Luft im äußeren Sinne in sich gehabt, waren bislang unentfaltet.

Im Geburtsmoment tauschen wir die uns vorher umgebende Hydrosphäre, das Wasserelement, gegen die Atmosphäre, das Luftelement, aus. Welche Faktoren uns bei diesem Umsteigen von einer Sphäre in die andere veranlassen, unsere Atemtätigkeit tatsächlich in Gang zu setzen, werden wir insbesondere bei der Betrachtung der Geburt als Temperaturerlebnis noch eingehender besprechen. Für den Gasaustausch sei gesagt, daß es in unserem Gehirn ein Wahrnehmungszentrum gibt für die Kohlensäurespannung in unserem Blut, das heißt für die Menge der mit einem bestimmten Druck im Blut gelösten Kohlensäure. Übersteigt dieser Druck ein bestimmtes Maß, so wird durch die Wahrnehmung dieses Zentrums im Gehirn, des sogenannten Atemzentrums, in unserem Organismus ein Reflex ausgelöst, der uns zwingt, unsere Atmung in Gang zu setzen beziehungsweise zu vertiefen. Wir können dann einfach nicht anders, als mit zwingender Notwendigkeit vertieft so lange zu atmen, bis die Kohlensäureverhältnisse im Blut sich wieder normalisiert haben. Nun wird bei jeder Geburt durch die Wehentätigkeit, also die Muskelkontraktionen des Uterus, physiologischerweise der Gasaustausch zwischen mütterlichem und kindlichem Blut beeinträchtigt und verschoben zugunsten der Kohlensäure. Diese wird im kindlichen Blut während der Wehentätigkeit zunehmend angereichert. Insbesondere ist dies der Fall gegen das Ende der Geburt, wenn von der Mutter Preßarbeit geleistet wird. Während dieser wird ja die mütterliche Atmung zeitweise stillgelegt. Dies muß so sein, wie sollte die Mutter sonst mitpressen können. Diese Anreicherung der Kohlensäure im kindlichen Blut, also ein buchstäbliches »Sauerwerden«, ist der Faktor seitens der Gasverhältnisse, der für das Einsetzen der kindlichen Atmung eine Rolle spielt. Man ersieht und versteht hieraus, daß es größte Sorge des Geburtshelfers sein muß, den Geburtsablauf so zu gestalten, daß immer ein richtiges Verhältnis der genannten Gase im kindlichen Organismus gewährleistet bleibt, das heißt, daß die physiologischerweise durch die Wehenarbeit eintretende Übersäuerung des kindlichen Blutes mit Kohlensäure und anderen Stoffwechselprodukten nie so stark wird, daß über das Atemzentrum des Kindes die Lungenatmung zu früh einsetzt, also zu einer Zeit, wo noch gar keine äußere Luft zum Atmen für das Kind zur Verfügung steht, das heißt, wenn es noch im Geburtskanal steckt. Fatale Geschehnisse für das Kind wären hieraus die Folge! Man ersieht aber auch, daß sich hier eine Möglichkeit für die werdende Mutter auftut, die Geburt hinsichtlich des Wohlergehens ihres Kindes ganz entscheidend mitzugestalten und zu beeinflussen, indem sie bewußt und ruhig ihre eigene Atmung trotz des Wehenschmerzes und der Aufregung des Geburtsereignisses so gestaltet, daß sie ihrem Kind stets die nötige Menge Luft gibt, sprich Sauerstoff, zuatmet und ihm die überschüssige Menge Kohlensäure durch ihre eigene Ausatmung abnimmt und ausscheidet. Angst ist hierbei immer von Übel, da sie Verkrampfung und Enge (Angst und Angina = Enge sind wort- und sinnverwandt!) erzeugt und damit einerseits die Atmung einengt, andererseits die Aufmerksamkeit der Mutter herabsetzt für die Anleitung und Hilfe, die ihr von geburtshelferischer Seite aus zukommen kann. Es entsteht auf diese Weise ein verhängnisvoller Zirkulus vitiosus zwischen Angst – Verspannung – noch mehr Angst – noch mehr Verspannung, ein Teufelskreis, auf den in bezug auf die Geburtshilfe zum ersten Mal der englische Geburtshelfer Dick Read in seinen Ausführungen über die Geburtsvorbereitung verdienstvoll hingewiesen hat.

Der Atemaspekt beim Geborenwerden hat aber noch eine andere Seite, die jetzt betrachtet werden muß. Wir haben gesehen, daß wir uns im Geburtsmoment die äußere Luft in unsere Organisation eingliedern. Schauen wir genau zu, wie das geschieht und was zu beobachten ist. Wir bemerken, daß sich bei der Entbindung ein neuer Mensch, ein Menschenkörper, aus dem Geburtskanal herausringt, sich vom Mutterschoß trennt. Er wird bar seiner bisherigen Hüllen, wie wir das schon betrachtet haben. Er gelangt unter verschiedene, sozusagen mißliche Einflüsse unserer *Erdenwelt:* Unter den Einfluß der Erdenschwere, der Kälte, des scheinbar unendlich großen Raumes usw. Wir werden diese Umstände und Gegebenheiten im einzelnen noch genauer studieren. Fest steht, daß diese Einflüsse durchweg eine unangenehme Wirkung auf das Kind haben, von ihm unangenehm empfunden werden. Und zu beobachten ist, daß das Neugeborene auf diese unangenehmen Einwirkungen entsprechend mit einer Mißfallenskundgebung reagiert: es schreit lauthals. Der berühmte und vielzitierte erste Schrei ertönt, und zwar nicht als Freudenschrei, sondern als Protest-, Mißfallens-, ja Schmerzensschrei. Auch die nach einer möglichst sanften Geburtmethode geborenen Kinder geben Lautäußerungen im Sinne von Unmut und Schmerz, nicht Freude von sich. Das ist ohne Zweifel ganz objektiv zu beobachten. Was heißt das aber? Was bedeutet diese Tatsache? Das heißt doch, daß jetzt etwas aus dem neugeborenen Wesen heraustönt, was vorher nicht darin war. Und daß es eine empfindungserfüllte, also *seelische* Äußerung ist, heißt, daß jetzt, völlig neu, ein Seelisches, eine Seele aus dem Inneren des Menschen heraus sich äußert.

Der Mensch ist, anders ausgedrückt, mit dem Geburtsvorgang seelenbegabt geworden, hat ein Bindeglied seiner Innenwelt zur Außenwelt erhalten, eben eine Seele. Wir haben das Wesen des Seelischen in den vorangegangenen Kapiteln ausführlich beleuchtet. Diese Seele bedient sich, um sich kundzutun, des Atems, der Luft. Um sich vermittels des Luftwesens äußern zu können, muß dieses aber vorher aufgenommen werden. Unser erster Atemzug ist eine Einatmung. Wir nehmen also im Geburtsmoment die Luft in uns hinein, verinnerlichen sie, schaffen aber mit dieser Verinnerlichung gleichzeitig die Möglichkeit, daß auch unser Seelenwesen in unsere Körperlichkeit hineingelangt, verinnerlicht werden kann, um von jetzt an aus unserer Körperlichkeit heraus sich zu äußern, sich kundzutun. Unsere Seele könnte gar nicht in unseren Körper hineinkommen, wenn nicht im Geburtsvorgang die Voraussetzung hierfür geschaffen würde durch die Aufnahme des äußeren Luftelements in unsere Körperlichkeit. Auf den Schwingen der Luft fährt sozusagen unser Seelenwesen bei der Geburt in uns hinein, bewohnt dann von *innen* heraus unsere Leiblichkeit und bringt die so entstandene seelische Innenwelt in differenziertester Weise, wiederum über das Luftelement, in Laut und Sprache zur Äußerung. Zeitlebens brauchen wir von nun an das physische Element der Luft in unserer Atmung als Verbindungsglied unseres Seelischen zum Körperlichen einerseits, aber auch als Brücke des Körpers und der Seele zur umgebenden außermenschlichen Welt andererseits. Erst im Todesmoment bricht diese Verbindung in ihrer doppelten Beziehung wieder ab, indem wir mit dem letzten Atemzug unsere Seele wieder aushauchen. Mit jeder Einatmung ziehen wir unsere Seele etwas in unsere Körperlichkeit hinein, inkarnieren uns etwas, mit jedem Ausatmen atmen wir unsere Seele wieder etwas aus, exkarnieren uns etwas. Goethe hat dieses wundersame Wechselspiel der Atmung in künstlerischer Weise sehr schön zum Ausdruck gebracht in dem Gedicht:

»Im Atemholen sind zweierlei Gnaden:
Die Luft einziehen, sich ihrer entladen;
Jenes bedrängt, dieses erfrischt;
So wunderbar ist das Leben gemischt.
Du danke Gott, wenn er dich preßt,
Und dank ihm, wenn er dich wieder entläßt.«

In anderer Weise finden wir diese Tatsache der Geburt als Atemgeheimnis in der biblischen Schöpfungsgeschichte dargestellt in der Schilderung der Erschaffung des Menschen überhaupt. Es heißt da im 1. Buch Mose 2,7:

»Und Gott der Herr machte den Menschen aus einem Erdenkloß und blies ihm ein den lebendigen Odem in seine Nase. Und also ward der Mensch eine lebendige Seele.«

Man bemerke, daß ganz realiter und wörtlich von »Blasen« die Rede ist und von »Odem«, also Atem, und von der Nase, also von Elementen des Luftbereiches. Und dann wird gesprochen von der »lebendigen Seele«, die in den Erdenkloß der physischen Leiblichkeit *hineingeblasen* wird. Eine exaktere und kürzere Zusammenfassung unseres Kapitels »Die Geburt des Menschen als Atemerlebnis« und seiner damit verbundenen Seelenbegabung kann wahrlich nicht gegeben werden!

Der Wärmeorganismus des Menschen und die Geburt als Temperaturerlebnis

Der wesentlichste und für die Betrachtung am meisten ins Auge springende Einschnitt, der bei der Geburt, also beim Umsteigen vom intrauterinen zum extrauterinen Dasein geschieht, ist sicher das Einsetzen der Lungenatmung. Dieses Ereignis und seine Bedeutung haben wir im vorigen Kapitel ausführlich betrachtet. Ein für das Lebensgefühl des geborenwerdenden Menschen aber ebenso einschneidendes und ihm buchstäblich » unter die Haut« gehendes Erlebnis ist das der Wärmeverhältnisse, denen er bei der Geburt ausgesetzt wird. Für den Betrachter des Geburtsvorganges sind diese jedoch weit weniger auffällig und werden deshalb in ihrer Bedeutung meist zu wenig erkannt und gewürdigt.

Gehen wir wieder von rein äußerlich beobachtbaren Tatsachen aus: Im Schoße der Mutter, also in ihrem Leibesinneren und damit im Inneren der Gebärmutter, haben wir eine gleichbleibende Wärme von etwa 37 Grad. Das ist eine Temperatur, bei der erfahrungsgemäß Lebensprozesse am optimalsten ablaufen. Wollen wir z.B. Lebensvorgänge außerhalb eines lebenden Körpers mit optimalen Bedingungen unterstützen, also bebrüten, so stellen wir die Temperatur des Brutschrankes auf 37 Grad ein. Diese Temperatur gewährleistet bis in das bakterielle Leben hinein die günstigsten Entfaltungsmöglichkeiten. Hervorzuheben ist dabei, daß die Temperatur in dieser Höhe etwa gleichbleiben muß, wenn wirklich optimale Bedingungen geschaffen werden sollen. Unterbrechung der Brutwärme, z.B. im Tierversuch, kann katastrophale Folgen für die Leibesentwicklung haben: Es treten dann z.B. Stummelbildung der Gliedmaßen und eine Verlagerung des Herzens nach außen auf. Weicht die Temperatur unseres Leibesinnern nur um einige Teilgrade nach oben oder unten von dem Niveau von 37 Grad ab, so fühlen wir uns schon nicht mehr wohl in unserer Haut und unserem Lebensgefüge, und bei einer länger anhaltenden Abweichung von nur wenigen Graden kommen wir sehr rasch in reale Existenzbedrohung, insbesondere dann, wenn diese Abweichung noch mit starken Temperaturschwankungen im Sinne eines raschen Abfallens und Ansteigens verbunden ist.

Aber nicht nur unser Leibesgefüge ist von einem möglichst gleichbleibenden Temperaturniveau abhängig. Auch die Entfaltung unseres *seelisch-geistigen* Lebens wird weitgehend von der Temperaturskala unseres Körpers beeinflußt und mitbestimmt. Wir haben vorhin schon erwähnt, daß wir uns nicht mehr *wohlfühlen*, unlustig und antriebsarm werden, wenn nur kleine, sogenannte subfebrile Temperaturschwankungen bestehen. Völlig unmöglich wird der geregelte Ablauf eines menschlichen Seelenlebens, wenn z.B. hohes Fieber auftritt. Dann werden die *Denkvorgänge* unscharf, verschwimmen, wir können die Realitäten der Umwelt nicht mehr erfassen und überschauen; die *Gefühle* werden überquellend und gehen in Fieberphantasien eigene, nicht mehr an den realen Tatsachen orientierte Wege; das *Willensleben* wird entweder abgelähmt oder überschießend, kann ebenfalls nicht mehr beherrscht werden. Ähnliche Erscheinungen treten auf, wenn z.B. Kälte von außen in das Wärmegefüge unseres Organismus eindringt und von unserer Wärmeorganisation Besitz ergreift. Bei Unterkühlungen und Erfrierungen ist im allgemeinen eine Lähmung unserer Denk-, Gefühls- und Willensprozesse die Folge. Sowohl bei der Überwärmung als bei der Verkühlung unseres Organismus kann jeweils unsere eigene Wesenheit, unser Ich, nicht mehr richtig unsere seelischen Tätigkeiten kontrollieren und beherrschen; sie verselbständigen sich oder werden zunichte gemacht.

Fassen wir zusammen, so sehen wir, daß unser Organismus es in wunderbarer Weise fertigbringt, ein Wärmegefüge von annähernd gleichbleibendem Niveau in sich aufzubauen und gegen Einflüsse von innen und außen zu erhalten. Dieses Wärmegefüge gibt aber gleichzeitig unserem Ich, unserem geistigen Wesenskern, die Möglichkeit, das zu beherrschen und in einen Ausgleich, in ein richtiges Verhältnis zur Außenwelt, also in ein Seelengleichgewicht zu bringen, was an seelischem Gewoge als Denk-, Fühlens- und Willensprozesse in uns aufsteigt. Die Wärme ist sozusagen als sublimiertestes, feinstes physisches Element in der Lage, von der physisch-irdischen Seite her Geistiges, nämlich die Wirkungen unsres Ich, aufzunehmen und ins Physische hineinzuvermitteln. Ohne ordentliches Wärmegefüge sind wir nicht in der Lage, unser Ich in der physischen Welt richtig, das heißt im menschlichen, humanen Sinn, zur Geltung zu bringen.

Verfolgen wir nun, was bei der *Geburt* weiter geschieht: Wir werden aus dem Mutterschoße herausgeboren in die physische Welt herein. Diese Welt ist luftig und kühl. Sie hat z.B. im Kreißsaal eine Temperatur von etwa 20–25 Grad, sagen wir im Mittel 22 Grad. Es tritt also zwischen der Temperatur im Mutterleibe und der äußeren Raumtemperatur ein Temperaturgefälle von rund 15 Grad auf. Diesem Temperatursturz wird das Neugeborene bei der Geburt unweigerlich ausgesetzt und zwar nackt, wie wir eben auf die Welt kommen. Das bedingt einen ungeheuren Kälteschock, der im Erleben des Kindes auftritt und den wir als Erwachsene in seiner Intensität kaum voll erfassen können. Um sich erlebnismäßig etwas an diese Empfindungsintensität des Neugeborenen heranzutasten, mache man folgendes Experiment: Man stelle sich nackt unter die Dusche und lasse sich allseits von gut warmem Wasser angenehm berieseln. Sodann drehe möglichst eine zweite Person – damit es unvorbereitet geschieht – plötzlich und für uns selbst unerwartet den Warmwasserhahn zu, so daß man nur dem Kaltwasserschauer ausgesetzt ist. Man beobachte nun genau die auftretenden Reaktionen: Wir werden durch den Kälteschock erschreckt zusammenfahren, unwillkürlich tief einatmen und dann unseren Nachbarn, der uns solches angetan, heftig beschimpfen. Genau das tut das Neugeborene auch: Es erschrickt, holt unwillkürlich tief Luft und schreit im darauffolgenden Ausatmen lauthals los. Wir haben diesen vielgerühmten ersten Schrei schon ausführlich vom Aspekt der Atmung her betrachtet als Atemerlebnis. Jetzt bietet er sich uns dar in Folge der auftretenden Kältewirkung als Temperaturerlebnis.

Zusammenfassend können wir sagen, daß Kühle immer unser übersinnliches Menschenwesen in unsere Körperlichkeit hineinführt, sozusagen irdisch macht; wir werden verkörpert, atmen ein und wachen auf für die physische Welt. Wärmesteigerung hingegen löst uns wieder etwas aus unserem Körper heraus, läßt uns ausatmen, exkarniert uns. In einem sehr warmen Raum neigen wir gerne zum Einschlafen, in einem kühleren zum Aufwachen, natürlich immer in den gewissen Grenzen, die wir oben abgesteckt haben. Während des irdischen Daseins müssen wir diese Polaritäten ständig in uns zum Ausgleich bringen. In der Qualität des Ausgleichs liegt die Verwirklichung unseres Menschentums, sowohl im körperlichen wie im geistig-seelischen Bereich. Wollen wir Mensch sein, so müssen wir einerseits Einatmung und Ausatmung ständig in Harmonie bringen, andererseits Kälte- und Wärmeprozesse in uns ausgleichen zu dem Temperaturniveau von 37 Grad. Auf diese Weise schaffen wir in uns die körperliche Grundlage, auf der wahres Menschsein sich entfalten kann, sowohl im Geburtsvorgang als auch im weiteren Dasein nach der Geburt.

Diese Gesichtspunkte werfen einiges Licht auf unsere Wärmehygiene, das heißt auf die Verhältnisse, die wir gestalten im Umgang mit dem Wärmegefüge unseres Leibes. Wir haben gesehen, daß wir ein möglichst gleichbleibendes Wärmeniveau brauchen, um unser Menschsein richtig entfalten zu können. In unserem Kulturleben spukt sehr viel der Begriff »Abhärtung« herum. Es wird viel in durchaus gut gemeintem Sinn davon geredet, daß der Mensch sich abhärten solle. Was heißt das eigentlich? Was wird damit bezweckt? Man meint, man müsse seinen Körper so trainieren, daß er Unbillen der Umwelt, z.B. Kälte, gut aushalten könne. Man versucht das zu erreichen, indem man den Körper ständig der Kälte aussetzt, z.B. in dünner Kleidung herumläuft, ohne Unterhemd, mit dünnen kleinen Höschen, mit bloßen Beinen bei kalter Witterung, indem man z.B. heroisch kalt badet, sich abkühlt mit ausgiebiger kalter Brause, sich nur dünn zudeckt beim Schlafen in möglichst kühlen Räumen usw. Alle diese »modernen« Gepflogenheiten werden unternommen mit dem Ziel, den Körper abzuhärten und ihn auf diese Weise gesünder zu machen. Gesundet man ihn aber wirklich? Können wir wirklich unseren Körper, der, wie wir sahen, ständig von sich aus dieses konstante Temperaturniveau von 37 Grad hält, an die kühlen Außenweltstemperaturen anpassen, ihn sozusagen auf die Verhältnisse eines Wechselwarmblüters, z.B. eines Frosches, abrichten, ohne daß Schaden auftritt? Der Frosch pendelt sich mit der Körperwärme auf die Temperatur der Umwelt ein. Er ist seiner Natur nach sozusagen immer mit seinem Körperinnern ein Stück Außenwelt. Er bewegt sich rascher und quakt, wenn die Außentemperatur steigt und ihm angenehm ist, er wird träge in seinen Reaktionen und verkriecht sich schließlich zum Überwintern, wenn die Temperatur entsprechend sinkt. Das kann ein Gleichwarmblüter schon seiner physischen Konstitution nach *nicht*. Den Tieren des Waldes z.B. läßt die Vernunft der Natur einen Winterpelz entstehen, damit die Gleichmäßigkeit ihres Wärmeniveaus gewährleistet bleibt. Allein der Mensch meint, sich über diese Vernunft hinwegsetzen und sich auf ein wechselwarmes Temperaturniveau einstellen, das heißt sich »abhärten« zu können. So gewiß er das tun *kann*, so gewiß sind ihm aber auch die daraus entstehenden Schädigungen seiner Organisation. Und da, wie wir gesehen haben, nur in einem intakten Wärmeorganismus eine intakte menschliche Seelenbetätigung möglich ist, wird dann natürlich auch diese »erkältet«, spröde und undurchlässig für die eigentlich menschlichen Intentionen unseres Ich. In dem Begriff »Abhärten« steckt ja die Bedeutung »hart«, hartwerden, festwerden, undurchlässig werden. Ist nicht die Undurchlässigkeit für Spirituelles, das seelische Verhärtetsein, die Interesse- und Lieblosigkeit vieler unserer Zeitgenossen den Belangen und Nöten der Mitmenschen, ja der gesamten Umwelt gegenüber, Folge dieser »Abhärtung«? Sind diese Tatsachen nicht Signum, Ausdruck nicht mehr stimmender Wärmeverhältnisse unserer Organisation?

In diesem Zusammenhang ist es bedeutsam, daß in unserem materialistisch-physikalischen Weltbild die Wärme aufgehört hat, ein eigener, für sich bestehender Aggregatzustand des Physischen zu sein. In unserer Physik wird Wärme nur noch in Abhängigkeit von den übrigen Aggregatzuständen, also des Festen, Flüssigen und Gasförmigen, genaugenommen in Abhängigkeit von der Intensität der Bewegung der Moleküle dieser Stoffe verstanden; Wärme an sich existiert für die Physik nicht. Dem erkennenden Bewußtsein ist sie nur noch im Zusammenhang mit der Materie begreifbar; ein Eigensein wurde ihr abgesprochen. Man versteht die Wärme als solche nicht mehr und aus diesem Grunde hat man auch erkenntnismäßig so schwer Zugang zu dem geistigen Wesensteil des Menschen, zu seinem Ich. Dieses Ich braucht zu seinem Eingreifenkönnen in die Leiblichkeit die »geistigste physische Materie«, die Wärme. Ich und Wärme sind füreinander geschaffen und bedingen sich gegenseitig in ihrem Wirken auf der Erde. Wollen wir wieder Menschlichkeit auf Erden haben, müssen wir die Wärme verstehen. Gemäß diesen Erkenntnissen müssen wir entsprechende wärmehygienische Verhältnisse schaffen für die Geburt der Individualität und für eine echte, daraus resultierende Menschlichkeit und Menschenwürde. Wie sich dies auswirkt auf die zu schaffenden Verhältnisse in der Geburtshilfe, werden wir später entsprechend abhandeln.

Die Geburt des Menschen als Raumerlebnis

Es könnte merkwürdig erscheinen, von der Geburt des Menschen als von einem Raumerlebnis zu sprechen, denn auf den ersten Blick wird sicher niemand das Erleben des Raumes gerade für einen Neugeborenen für besonders wichtig halten; besonders auch deshalb nicht, weil wir uns als Menschen den Raum erst im Laufe des ersten Lebensjahres und später körperlich zu eigen machen: Während des ersten Lebensjahres nämlich lernen wir unsere Gliedmaßen gebrauchen und begeben uns mit ihrer Hilfe von der ursprünglich horizontalen in die vertikale Raumesrichtung hinein. Im späteren Lebensalter erobern wir uns dann die Welt und unseren Lebens*raum* durch das, was uns unsere Ausbildung und unser Beruf gebracht hat. Dennoch gehört zu den vielfältigen und einschneidenden Erlebnissen des werdenden Menschen auch die Änderung der Raumverhältnisse während der Schwangerschaft, unter und nach der Geburt.

Gehen wir wieder rein von der Beobachtung aus: Der Raum, in dem sich der Anfang unserer körperlichen Entwicklung abspielt, ist die Höhle der Gebärmutter. Wir haben über dieses wundersame Organ Uterus mit seiner zweifachen Funktion, Muskel und gleichzeitig Hohlorgan zu sein, schon gesprochen. Als Muskel ausgebildet, stellt er die schmiegsam-elastische Umhüllung jenes geheimnisvollen Hohlraums dar, der imstande ist, Brennpunkt zu sein für Kräfte, die so wirken, daß sie einen menschlichen Leib ausbilden können. Dieser Raum ist zunächst klein, er mißt bei Beginn der Schwangerschaft etwa $4 \times 2 \times 1$ cm. Er bildet unsere erste Behausung, wenn wir uns anschikken, in die Erdenwelt einzusteigen. Im weiteren Verlauf der Schwangerschaft nimmt er an Größe zu, bleibt aber im Verhältnis zu unserer eigenen foetalen Größe ein relativ enges Behältnis, in das wir uns während der Embryonalentwicklung hineinschmiegen. Von Leboyer wird dieser Raum für den Foeten als beengend geschildert, als unangenehmer Behälter, der uns zwingt, unseren »armen« Rücken – wie er sagt – zu krümmen und ständig in dieser unangenehmen, gekrümmten Haltung zu verharren, bis wir uns dann nach der Geburt zum ersten Mal wohlig strecken dürfen, so Leboyer. Ich glaube, diese Betrachtung ist nicht richtig, denn wenn wir beobachten, welche Haltung wir einnehmen, wenn wir uns richtig geborgen fühlen wollen, wenn wir Schutz und Umhüllung suchen, z.B., wenn wir uns als Kind in Mutters Schoß flüchten oder von ihren Armen umhüllt und beschützt sein wollen, dann richten wir uns gewiß nicht hoch auf oder strecken alle Viere von uns, sondern kuscheln uns zusammen, krümmen Rücken und Gliedmaßen und machen uns möglichst klein. Nur so fühlen wir uns geborgen und ruhen in uns. Ähnlich geborgen, will mir scheinen, dürften wir uns fühlen während des Daseins in der Gebärmutter, tief im mütterlichen Schoße während der Embryonalentwicklung. Damit aber empfinden wir den Raum, der uns im Uterus während unseres foetalen Daseins umgibt, weniger im Sinne eines beengenden Gefängnisses, sondern vielmehr als eine uns eng angepaßte Hülle, die uns liebevoll umgibt. Die Bewegungen, die wir in diesem Zustande schon von den ersten Wochen an ausführen – sobald wir eben Gliedmaßen zum Bewegen ausgebildet haben – und mit denen wir gegen das bergende Gehäuse Uterus klopfen und stoßen, sind entsprechend zu sehen nicht als Stoßen gegen eine Beengung, gegen eine einengende Mauer, sondern als ein Pochen gegen die schützende Umhüllung mit dem Erlebnis: Aha, du bist noch da als das, was mich birgt, umhüllt und schützt. Es entsteht hier die Möglichkeit der Selbstwahrnehmung durch Erleben eines Widerstandes um uns herum.

Das umgekehrte Erleben ist sehr eindrucksvoll bei Neugeborenen unmittelbar nach dem Verlassen des Geburtskanals zu beobachten. Wenn die Umhüllungen mit einem Schlage weggefallen sind und das Kind in den freien Raum der Umwelt hineingeboren ist, strampelt es in der Regel sofort und führt lebhafte Bewegungen aus. Man kann jedoch ohne Schwierigkeit sehen, daß dies keine freudigen und lusterfüllten

Bewegungen sind, sondern daß das Neugeborene in den Raum hineingreift und keine Wandung mehr findet, an die es pochen kann und die es zum Eigenerleben des Geborgenseins bringt. Es greift schreckerfüllt und angstvoll in einen Raum ohne Grenze, der unendlich zu sein scheint und in dem es sich zu verlieren droht – die Hülle ist weg, und es ist schutzlos dem grenzenlosen Raum preisgegeben. Ein Schreckerleben findet statt, das man deutlich wahrnehmen kann. Dieses Schreckerlebnis hat sofort ein Ende, wenn wir dem Neugeborenen wieder eine Hülle geben in unseren Armen, im umhüllenden warmen Bad oder mit einem wärmenden »Windelpuck«. Das Kind wird sofort still, hört auf zu schreien und angstvoll in den Raum hineinzugreifen.

Ganz anders wiederum stellt sich die Situation der Raumverhältnisse während der Geburt dar. Da wird durch die Aktivität, die die Gebärmutter entfaltet im Sinne rhythmisch sich wiederholender Zusammenziehungen, eben der Wehen, der Raum um das Kind plötzlich kleiner, sehr eng. Wir werden von allen Seiten gedrückt und gepreßt, geraten buchstäblich in Raumnot, kommen in arge körperliche Bedrängnis. Dies drückt sich auch darin aus, daß gerade dieser Abschnitt unseres Erdenwerdens ein außerordentlich risikoreicher und unsere körperliche Existenz bedrohender Abschnitt ist. Er kann unter Umständen zur völligen Vernichtung führen, z.B. bei einem Wehensturm oder ähnlichem. Das Kind versucht nun, dieser Bedrohung durch die quetschende räumliche Enge auszuweichen und begibt sich an den Ort des geringsten körperlichen Widerstandes, nämlich zu dem sich öffnenden Muttermund hinaus. Aber hier werden die räumlichen Verhältnisse zunächst noch beengender, indem wir in die enge Scheide, den Geburtskanal, mit einer ungeheuren Kraft hineingepreßt werden. Die unwillkürlich auftretenden, nicht dem Wollen der Mutter unterworfenen Wehenkräfte des Uterus werden in der Austreibungsphase noch erheblich verstärkt und gesteigert durch die willentliche, bewußt vollbrachte Preßarbeit der Kreißenden. Von der Intensität und der Gewalt der hier im Geburtsvorgang wirkenden Kräfte hat der geburtshilflich nicht tätige erwachsene Laie meist gar keine Vorstellung. Auf diesem Höhepunkt der Geburt, am Ende der sogenannten Austreibungsphase, ist demnach auch die Bedrohung unserer Existenz und die Gefährdung unserer Körperlichkeit am größten. Dann gelingt uns schließlich der Austritt aus der bedrohlich-quetschenden Enge des Geburtskanals. Wir kommen plötzlich in einen unendlich groß scheinenden Raum. Keine Enge, aber auch keine Hülle ist mehr um uns, wir sind nackt und schutzlos einer uns fremden und kühlen Welt preisgegeben. Wir geraten in das Erleben, das wir oben schon geschildert haben.

In dem erlebnismäßigen Nachvollziehen der mannigfaltigen Faktoren, die bei der Geburt eine Rolle spielen, kommen wir allmählich zu einem immer besseren Verstehen des Geburtsereignisses und von da zu praktischen Verhaltensweisen, wie der Geburtsablauf in menschengemäßer Weise zu begleiten und zu gestalten ist.

Bevor wir auf die Betrachtung noch anderer Geburtsfaktoren eingehen, sei die Erörterung der Geburt als Raumerlebnis noch um einen ganz bestimmten Gesichtspunkt erweitert. Er ist vielleicht für manchen nicht auf Anhieb einsichtig, ist aber doch für das Verständnis des Menschenwesens und seines Werdens von großer Bedeutung.

Wir haben in dem Kapitel über den Menschen als Seelen- und Geistwesen den Unsterblichkeitscharakter der menschlichen Individualität herausgearbeitet. Wir haben das Durchgehen durch wiederholte Erdenleben betrachtet und gesehen, wie unser Ich dabei Erfahrungen sammelt, die während des nachtodlichen Seins zu Fähigkeiten für die künftige Inkarnation verarbeitet und umgestaltet werden. In diesem »nachtodlichen«, man könnte auch sagen »vorgeburtlichen« Stadium wirkt die menschliche Individualität im Verein mit höheren geistigen Wesen. Von diesen hatten die Menschen früherer Kulturen der Menschheit noch ein konkretes Bewußtsein; in der Neuzeit ist uns dieses jedoch immer mehr entschwunden. Aus der Tatsache heraus, daß wir in unserem materialistischen Weltbild von diesen höheren geistigen Wesen keine konkrete Vorstellung mehr haben, dürfen wir jedoch nicht schließen, daß diese Wesen nicht existent wären, es sei denn, wir würden uns vor einem konkreten Weltzusammenhang erkenntnismäßig verschließen wollen.

Nun, wir sagten, wir gestalten unser Schicksal im Verein mit höheren geistigen Wesen aus, die im geisteswissenschaftlichen Sprachgebrauch hierarchische Wesen oder Hierarchien genannt werden. Dies geschieht natürlich in einem leibfreien Zustand, also ohne physische Körperlichkeit, in einem geistigen Raum, der mit unserer irdischen, uns gewohnten Räumlichkeit nichts gemeinsam hat. Unser irdischer Raum wird immer vorgestellt in der Dreidimensionalität Länge, Breite, Höhe oder Tiefe, also immer in einer abmeßbaren Dimension, die Endlichkeit hat. Eine Geistigkeit kann man aber nicht abmessen, sonst wäre sie irdisch, endlich, denn jedes Maß ist aus der irdischen Endlichkeit genommen und mit dieser in Relation gebracht. Man könnte den geistigen Raum als eine Art Gegenraum zum Irdischen bezeichnen, der aber nun keine Endlichkeit mehr hat und damit auch keine irdische Dimension. Sind wir im nachtodlichen Sein leibbefreit in dieser geistigen Welt, so sind wir Teil dieser und damit ebenfalls irdisch dimensionslos, das heißt wir sind so groß wie diese geistige Welt selbst. Wir sind dann ein makrokosmisches Wesen und haben damit Unendlichkeit. Steigen wir herunter zu einer neuen Verkörperung, so begeben wir uns aus dieser kosmischen Dimension des Unendlichen wieder heraus und werden endlich, das heißt wir bekommen eine endliche, irdisch dimensionierte Leiblichkeit, die irdisch räumlich und damit auch den Gesetzen des irdischen Raumes unterworfen ist.

Im innerlich erlebnismäßig möglichst konkreten Erfassen dieser Tatsache gewinnen wir eine Ahnung von der Dramatik des Inkarnationsprozesses, von dem Erleben der menschlichen Seele, wenn sie sich anschickt, hier in unsere Erdenwelt hereinzusteigen. Wir erleben einen eigentlich ungeheuren Zusammenziehungsprozeß, der da stattfindet von der unendlichen kosmischen Weite des Seins im geistigen Raum heraus, in die Begrenztheit und Enge einer irdisch-endlichen Leiblichkeit des physischen Raumes hinein. Wir ahnen, daß dies für unsere Individualität, wenn sie sich zu einer neuen Inkarnation herunterbegibt, ein ungeheurer, wahrhaft schmerzvoller Vorgang sein muß. Und dieses schmerzvolle Geschehen setzt sich fort bis in die physisch-körperliche Bedrängtheit des Geburtsvorganges, wie wir es oben in unserer Betrachtung gesehen haben, und endet schließlich mit der Geburt, das heißt mit dem Eingesperrtwerden unseres Geistseelenwesens in die Begrenztheit unseres physischen Leibes. Ein wahrhaft dramatisch-tragisches Geschehen spielt sich ab, das wir bewußtseinsmäßig entsprechend verstehen und begleiten sollten. Wir werden auf das Schmerzvolle dieses Vorgangs bei der Besprechung der Geburt als Schmerzerlebnis noch zurückkommen. Zunächst müssen wir aber betrachten, was bei der Geburt in bezug auf unser Verhältnis zur Zeit geschieht.

Die Geburt des Menschen
als Zeiterlebnis

»Wie an dem Tag, der dich der Welt verliehen,
die Sonne stand zum Gruße der Planeten,
bist alsobald und fort und fort gediehen
nach dem Gesetz, wonach du angetreten.
So mußt du sein, dir kannst du nicht entfliehen,
so sagten schon Sibyllen, so Propheten,
und keine Zeit und keine Macht zerstückelt
geprägte Form, die lebend sich entwickelt.«

Goethe, Urworte – orphisch

Ebenso, wie es manchen merkwürdig erschienen sein mag, von der
Geburt des Menschen als von einem Raumerlebnis zu sprechen, wird
es den einen oder anderen verwundern, wenn die Geburt als ein Zeiterlebnis angesprochen wird. Denn auf den ersten Blick haben wir, wenn
wir geboren werden, weder auf den uns umgebenden Raum noch auf
den zeitlichen Ablauf unserer Geburt einen Einfluß. Während wir die
Räumlichkeit jedoch – wie wir gesehen haben – unmittelbar erleben in
Form der uns bergenden Hülle des Uterus während unserer Embryonalentwicklung oder in Gestalt der quetschenden, bedrohlichen Enge
des Geburtsweges oder auch in der schreckhaft erlebten Hüllenlosigkeit eines scheinbar unendlich großen Raums unmittelbar nach der Geburt, erleben wir die Zeit vor, während oder nach der Geburt eigentlich ohne direkten Bezug zu unserem existentiellen seelischen Sein.
Unsere Körperlichkeit unterliegt scheinbar passiv dem Zeitablauf unserer Geburt, so wie ein Gegenstand von einem Fluß fortgetragen
wird, in welchem er schwimmt. So scheint es wenigstens dem äußerlich beobachtenden Blick. Für denjenigen, der sich bemüht, die
Menschwerdung unter einem tieferen Blickwinkel zu verstehen, stellt

sich die Sache allerdings anders dar, insbesondere, wenn er die Gesichtspunkte des geistig-seelischen Menschseins mit einbezieht, die wir in den vorangegangenen Kapiteln herauszuarbeiten versuchten.

Wir haben dargestellt, daß die Menschenwesenheit in einem Dasein nach dem Tode die Ergebnisse ihres vorangegangenen Erdenlebens schicksalsmäßig aufarbeitet. Im Rückblick darauf kommt sie sodann zu folgerechten Ausgestaltungen des Schicksals für eine zukünftige Verkörperung. Dieses Ausarbeiten der Schicksalsgestaltungen vollbringt der Mensch in Verein – so haben wir auch gesehen – mit höheren geistigen Wesenheiten, den Hierarchien. Von diesen hierarchischen Geistwesen gehen Kräftewirkungen aus, die in vielfältigster Weise den Weltzusammenhang sinnvoll durchziehen. Sie haben die Welt als Schöpfung zustandegebracht, sie erhalten und tragen sie und lassen sie sich weiterentwickeln im Sinne eines geordneten, progressiv-schöpferischen Weltenplanes, aber auch im Sinne von Kräftewirkungen, die dieser Entwicklung widerstreben und die wir als Kräfte des Bösen oder als Widersachermächte kennen.

Faßt man diesen Zusammenhang erlebnismäßig in seiner ganzen Weite ins Bewußtsein, so tut sich vor einem ein Kräftekosmos von unermeßlicher Fülle und Erhabenheit auf, der uns nur zutiefst erstaunt sein lassen kann. Dieser Kosmos von Kräftewirkungen durchzieht nicht nur das gesamte Naturwirken um uns herum, die Naturreiche, die atmosphärischen Erscheinungen von Wind und Wetter, das Auftreten der Tages- und Jahreszeiten usw., sondern diese Kräfte durchweben auch die Bewegungen der Gestirne, der Planeten und der Sterngruppierungen des Tierkreises. Das, was wir beobachten können mit den Mitteln der Naturwissenschaften und was sich daraus an Erscheinungen und Gesetzlichkeiten ergibt, sind nur die äußeren Auswirkungen und Ausgestaltungen der Kräfte, die von diesem Geistwesen des Kosmos ausgehen und die Welt erschaffen, erhalten und gestalten.

In diesen Geistkosmos ist der Mensch, sowohl seinem Geistseelenwesen als seiner Körperlichkeit nach, eingebettet und einverwoben; in ihm urständet er. Dieser Kräftekosmos erhält ihn, entläßt ihn in seine Freiheit hinein, hilft ihm, sein Schicksal auszugestalten und als individuelles Wesen seinen Weg von Inkarnation zu Inkarnation weiter zu finden. Kräftewirkungen aus dem ganzen Geistkosmos wirken zusammen, wenn der Mensch sich anschickt, wieder ein neues Stück seines Schicksalsweges auf der Erde zu gehen und insbesondere, wenn er sich aus diesen Gesamtkräftewirkungen heraus eine neue Leiblichkeit für eine neue Erdenverkörperung aufbauen will. Diese Kräftewirkungen hatte Goethe im Sinn, wenn er in dem Gedicht, das wir an den Anfang dieses Kapitels gestellt haben und das überschrieben ist »Daimon«, so formuliert:

»Wie an dem Tag, der dich der Welt verliehen,
die Sonne stand zum Gruße der Planeten,
bist alsobald und fort und fort gediehen
nach dem Gesetz, wonach du angetreten.«

Schicksalsgesetze walten in dem Werdegang des Menschen, und die Erfüller dieser Schicksalsgesetze, aber auch die Helfer auf unserem Schicksalsweg, sind die Kräfte, die im Gange der Sonne, der Planeten, der Gestirne walten und mit denen wir in unserem Menschwerden innigst verknüpft sind. In früheren Zeiten hatte man ein konkretes Wissen von diesen Zusammenhängen in der alten Sternenkunde, der Astrologie. Das reale Schauen dieser Kräftewirkungen und ihrer Zusammenhänge ist uns verlorengegangen bis auf die lächerlich dekadenten, abergläubischen Weissagungen der Horoskope, die man z.B. in illustrierten Zeitungen lesen kann. Geblieben sind uns die Bahnberechnungen der Gestirne, wie wir sie in äußerer Weise in der Wissenschaft unserer Astronomie haben. Sie geben aber nur das äußere Bild des Bewegungszusammenhanges der Gestirne wieder; die tatsächliche Kenntnis über die inneren Kräfteverhältnisse ist dahin. Sind diese deshalb weniger real und existent, nur weil wir kein Wissen mehr davon haben? Sind wir deshalb berechtigt, dieses Wissen als Aberglauben abzutun und uns intellektuell hochmütig spottend ihm gegenüber zu verhalten? Aus dem bisher Gesagten sollten wir ganz konkret mit diesen Wirkungen rechnen und uns bemühen, wieder eine exakte Erkenntnis von ihnen zu erringen, auch und gerade für die Kräfte, die während der Embryonalentwicklung und bei der Geburt am Werke sind.

Einen Weg, wie man in wissenschaftlich exakter Weise in moderner Form neu zu Erkenntnissen über die angesprochenen Kräftewirkungen kommen kann, weist *die* Geisteswissenschaft auf, wie sie Rudolf Steiner als Anthroposophie hingestellt hat. Es werden hier einerseits die *Methoden* dargelegt, nach denen der strebende Mensch der Gegenwart aus einer modernen Bewußtseinshaltung heraus zu Geist-Erkenntnissen kommen kann. Andererseits werden als *Inhalt* der Anthroposophie die konkreten Ergebnisse der geistigen Forschung über das Wesen des Menschen und seines Zusammenhanges mit der Welt dargestellt. Und da zeigt es sich, daß wir uns im Zusammenwirken mit den Hierarchien sehr wohl den Kräftezusammenhang der Planeten und Gestirne auswählen, der es uns ermöglicht, unser Schicksal optimal zu ergreifen und auszuleben, daß wir uns die »Sternenstunde« unserer Geburt, also den optimalen Geburtszeitpunkt aussuchen und erwählen, zu dem wir auf die Welt kommen wollen. Wenn man das Gesagte nicht nur als philosophische Spekulation, sondern ganz real und ernst nimmt, zeigt sich aber auch, wie viele Störfaktoren aus unserer modernen Welt und insbesondere unserer sogenannten modernen Geburtshilfe auf den Geburtsablauf so einwirken können, daß sie den optimalen Geburtszeitpunkt, unsere »Sternenstunde« verschieben und korrumpieren und den Menschen damit in einen unrichtigen und verschobenen, seine Entwicklung erschwerenden Schicksalszusammenhang hineinbringen.

Es erwächst aus diesem heraus dem Geburtshelfer eine schier unermeßliche Verantwortung, die er fast nicht bewältigen und tragen kann, wenn er diese Dinge in ihrer vollen Realität nimmt. Als Geburtshelfer ist man immer aufgerufen zum Handeln in der einen oder anderen Weise und indem man handelt, greift man stets in einer bestimmenden Art in den Geburtsablauf ein, beeinflußt den Geburtszeitpunkt und damit die »Sternenstunde« des betreffenden Menschen. Diese dem Geburtshelfer auferlegte Verantwortung kann er eigentlich nur tragen, wenn er sich unablässig und immer wieder in vollem Ernst mit diesen Schicksalsfragen des Menschwerdens durchdringt und aus diesem Durchdrungensein heraus in tiefer Ehrfurcht sich an seine geburtshilflichen Entscheidungen und sein geburtshilfliches Handeln begibt. Nur diese Ehrfurcht und die zu suchende, tief innere Verbindung zu dem betreffenden individuellen Menschenwesen, das in diese Erdenwelt hereinkommen will und sich dem Können und den Entscheidungen des Geburtshelfers auf Gedeih und Verderb anvertraut, wird diesen befähigen, in seinem Berufe zu den rechten, im besten Sinne geistesgegenwärtigen Entscheidungen zu kommen. Dies erfordert sehr viel und kann in seiner vollen Tragweite eigentlich nur von demjenigen erfaßt werden, der selbst als Geburtshelfer dem geburtshilflichen Handeln verpflichtet ist. Für diesen sind diese Worte insbesondere auch geschrieben; der Laie mag diese Gedankengänge wohlwollend und verstehend begleiten.

Es sei in diesem Zusammenhang noch auf ein Zweifaches hingewiesen: Zum einen auf die in der modernen Geburtshilfe sich immer mehr ausbreitende Tendenz der sogenannten Programmierung der Geburt, zum anderen auf die eigentlich auslösende Ursache der Wehentätigkeit.

Unter Programmierung der Geburt versteht man die Tatsache, daß man die Geburt, den Geburtsablauf, insbesondere den Geburtsbeginn »ins Programm« nimmt, das heißt, daß man programmäßig festsetzt, wann der Geburtstermin sein soll, wie die Geburt zu verlaufen hat und wann sie zu Ende sein soll. Das Programm kann dabei bestimmt sein von dem Willen der Mutter, wann *sie ihr* Kind bekommen will, vom Vater, wann es eventuell am besten in sein berufliches Zeitprogramm hineinpaßt, von irgendwelchen familiären Gegebenheiten, die es geraten sein lassen, daß die Geburt bis zu einem bestimmten Zeitpunkt vielleicht schon geschehen ist. Oder das Programm wird festgesetzt von der geburtshilflichen Seite: Es soll die Geburt möglichst nicht zur Nachtzeit oder gar am Sonntag oder Feiertag stattfinden, denn da will man in der Nachtruhe oder in der Feiertagsbeschäftigung nicht gestört sein. Oder man schiebt gar wirtschaftliche Gesichtspunkte in den Mittelpunkt der Programmierungsüberlegungen, indem man argumentiert, daß zu bestimmten Werktagszeiten die Kreißsäle und das dort arbeitende Personal besser genutzt und ausgelastet sein sollen. Man meint, der Betrieb wäre wirtschaftlicher, wenn die Geburten dann zügig und gesammelt abliefen. Zu Nacht- und Feiertagszeiten könnte man dagegen die Kreißsäle schwächer oder gar nicht besetzen und damit erhebliche Personalkosten sparen. Derlei Überlegungen sind durchaus keine Zukunftfiktionen eines unmenschlich denkenden, nur materialistisch eingestellten Gehirns, sondern die kalt-intellektuelle nackte Wirklichkeit der Mentalität unserer uns bestimmenden Gesellschaft, die alles nur vom profitlich eingestellten Wirtschaftsleben her betrachtet und in dieser Einstellung die alleinige Realität unseres Lebens sieht.

Überlegungen dieser Art werden in Zukunft in immer breiterem Maße auf uns zukommen und den letzten kümmerlichen Rest Menschlichkeit aus unserer ohnehin schon unmenschlichen Gesellschaft wegfegen. Noch sprechen aber die Geburtsprogrammierer nicht völlig unverblümt diese radikale Sprache, sondern befleißigen sich sogar einer »edlen Menschlichkeit«, indem sie auf die Risiken, die eine Geburt ohne Zweifel in sich birgt, hinweisen und dann aus durchaus gutem Willen beabsichtigen und fordern, diese Risiken möglichst gering zu halten und, wie man sagt, »in den Griff« zu bekommen. Mit dieser Forderung haben sie ja gar nicht unrecht. Wer will sich schon einem Risiko überhaupt und einem Geburtsrisiko im besonderen aussetzen, wenn es vermeidbar ist! Und das beste Mittel, das Geburtsrisiko möglichst zu vermindern, ist nach Meinung der Befürworter der Geburtsprogrammierung das Festsetzen des Geburtseintritts auf einen sogenannten »optimalen« Zeitpunkt, der natürlich die Reife des Kindes und die Geburtsreife des Muttermundes berücksichtigen soll. Konkret sieht die Sache so aus, daß man die Hochschwangere zu dem gewünschten, festgesetzten, »optimalen« Geburtszeitpunkt, möglichst am Morgen, in die Klinik einbestellt, die nötigen Vorbereitungen an ihr trifft, sodann die Fruchtblase sprengt und einen Infusionstropf mit einem wehentreibenden Mittel anhängt. Gleichzeitig wird der Mutter ein krampflösendes Betäubungsmittel verabfolgt, und dann soll die

Geburt innerhalb weniger Stunden, auf jeden Fall noch am gleichen Tag, vor Sonnenuntergang, das heißt vor Feierabend, abgelaufen sein. So die Idealvorstellung der Geburtsprogrammierer.

Ganz Übereifrige nehmen der Mutter und – wie sie meinen – auch dem Kind, auch noch den letzten, anstrengenden und risikoreichen Teil der Geburt, die Austreibung, ab und beenden *jede* Geburt mit einer Zangenextraktion oder mittels der Saugglocke. Das früher so gefürchtete Risiko der Zangenentbindung wird dabei in den letzten Jahren zunehmend heruntergespielt und verniedlicht gegenüber der Anstrengung für den kindlichen Kopf, wenn er sich seinen Weg allein ins Freie bahnen muß. Von der Absurdität des zuletzt Gesagten einmal abgesehen, sind die Argumente, die für die Geburtsprogrammierung vorgebracht werden, in sich durchaus logisch, aber gerade das ist es, was sie für die Menschheit so verhängnisvoll sein läßt. Das intellektuell Begründbare ist zwar in sich logisch, aber vielfach nicht der Wirklichkeit des Lebens entsprechend und läuft damit Gefahr, nicht mehr menschenwürdig zu sein. Die Ideen über die Programmierung der Geburt entstammen einer positivistisch-materialistischen Weltvorstellung, die zwar Logik in sich birgt, aber mit dieser Logik nur einen Teil der Weltwirklichkeit erfaßt. Der geistige Teil der Menschenwesenheit, der nicht weniger weltwirklich ist, bleibt dabei völlig unberücksichtigt, wird im Gegenteil übergangen und vergewaltigt. Denn die angeführten Argumente, die zu einer Geburtsprogrammierung führen, entspringen entweder dem Egoismus der Menschen – der Eltern oder der Geburtshelfer – oder einem rein aufs Materielle gerichteten, wenn auch noch so gut gemeinten Denken. Beide, der Egoismus sowohl wie eine rein positivistisch-zweckgerichtete Anschauung, gehen am Wesen des anderen völlig vorbei und lassen insbesondere die Würde desjenigen Menschen, der hier auf die Welt kommen will mit dem ganzen geistig-realen Hintergrund, den wir darzulegen versuchten, unberücksichtigt. Will man der Realität des Lebens gemäß handeln, dann muß das geburtshilfliche Verhalten nach diesen Gesichtspunkten ausgerichtet werden; *nur dann ist es menschlich, menschenwürdig und menschengemäß.*

Hier kommen wir auf das zweite, auf das zum Schluß noch hingewiesen werden soll: Unseren schulwissenschaftlichen Erkenntnissen gemäß wird die Wehentätigkeit am Uterus durch die Einwirkung des Oxytocins ausgelöst, eines Hormons, welches vom Hypophysen-Hinterlappen, das heißt einem Teil der Hirnanhangsdrüse, während der Geburt abgesondert wird und über den Blutweg an den Uterus gelangt. Es ist ohne Zweifel richtig, daß das Oxytocin an der Gebärmutter Kontraktionen bewirkt, aber es ist damit keineswegs gesagt, daß Oxytocin der auslösende Faktor für die Geburt ist. Das Oxytocin veranlaßt zwar den Uterus, sich zusammenzuziehen, also Wehen auszubilden. Was aber veranlaßt die Hypophyse, in ihrem Hinterlappen von einem bestimmten Zeitpunkt an, nämlich zu Geburtsbeginn, das Oxytocin auszuschütten? Diese Frage ist von der Wissenschaft bis heute nicht beantwortet. Wer bewerkstelligt durch Wirkung auf die Hypophyse und damit auf den Uterus den Eintritt der Wehen und damit die Geburt? Drängt sich nicht aus dem bisher Gesagten die Frage auf, ob diese Wirkung nicht von der Individualität des Menschen ausgeht, die hier auf die Welt kommen will? Von wem sollte die Wirkung herrühren, wenn nicht von ihm? So gesehen ist die Geburt des Menschen dann doch ein eminentes Zeiterlebnis, ein Gesetz, nach dem wir antreten, wie es Goethe so treffend ausdrückt in dem Leitmotiv, das wir diesem Kapitel voranstellten.

Die Geburt des Menschen
als Schmerzerlebnis

Jeder Mensch versteht sofort, daß die Geburt etwas mit Schmerzen zu tun hat. Jeder mißt diesen Schmerzen eine nicht geringe Bedeutung bei und wird dafür sein, daß man diesem Aspekt der Geburt ein eigenes Kapitel widmen müsse. Jeder wird aber auch, wenn die Rede auf den Geburtsschmerz kommt, sofort die Schmerzen ins Auge fassen, die die *Mutter* beim Geburtsvorgang zu erleiden hat. Es wird ihn der Gedanken daran mit einer gewissen Angst und mit Abneigung erfüllen, und er wird fordern, daß man aus Menschlichkeit etwas gegen diese Schmerzen tun müsse, so daß die Gebärende sie womöglich gar nicht erleidet, sozusagen »darum herum kommt«. Wenige werden ins Bewußtsein aufnehmen, was das *Kind* an Schmerzvollem beim Geborenwerden durchmacht, und die allerwenigsten werden in Gedanken einen Zusammenhang herstellen zwischen den Schmerzen der Mutter und der Pein des Kindes, ja, manche werden einen solchen Zusammenhang geradezu als absurd empfinden. Und ebenso werden es im allgemeinen nicht sehr viele sein, die etwas Positives an dem bewußten Erleben des Geburtsschmerzes sehen. »Was soll an Schmerzen schon Gutes dran sein?« werden sich viele fragen. Und es ist ja auch wirklich eine Frage, die um so größer sein wird, je begrenzter man das Geburtsereignis sieht und je materialistischer die Einstellung des Betroffenen ist.

Wir haben in den Kapiteln »Die Geburt als Raumerlebnis« und »Die Geburt als Zeiterlebnis« einige gedankliche Voraussetzungen geschaffen zum Verständnis dessen, worum es jetzt geht bei der Betrachtung des Geburtsschmerzes. Wir haben unter Zugrundelegung geisteswissenschaftlicher Forschungsergebnisse, wie sie von Rudolf Steiner als Anthroposophie dargestellt sind, ausgeführt, daß wir als unsterbliche

Menschenwesenheiten in dem Durchleben des Seins nach dem Tode mit den Kräftewirkungen des gesamten Geistkosmos vereint sind. Wir haben gesehen, daß wir in diesen Kräftewirksamkeiten aufgehen und eins werden mit ihnen, so daß wir dann Menschenwesenheiten im makrokosmischen Zustand sind. Das ist für das auf das materiell-irdisch gerichtete Bewußtsein des modernen Menschen nur schwer einzusehen und vorzustellen. Aber demjenigen, der den Gedankengängen des bisher Ausgeführten aufmerksam gefolgt ist, wird sich vielleicht doch ein gewisses Verständnis für das ergeben, was hier gemeint ist. Aus diesem Ausgebreitetsein in die unendliche Weite des kosmischen Kräftewesens begeben wir uns allmählich wieder heraus, wenn wir uns zu einer neuen Inkarnation, zu einem neuen Dasein hier auf Erden anschicken. Dieses Wiederheruntersteigen geschieht immer dann, wenn die Verhältnisse auf der Erde sich soweit verändert haben, daß es für die Menschenseele wieder Neues zu erfahren gibt, so daß die Entwicklung des Menschen sich mit neuen Aspekten fortsetzen kann. Diese Zeit erstreckt sich meist über Jahrhunderte und ist abhängig von der Schnelligkeit der Änderung der geschichtlich-sozialen Verhältnisse. Während des Herabstiegs engt sich die Weite unseres die Weltverhältnisse erfassenden Bewußtseins immer mehr ein. Der ehemals kosmische Dimensionen umgreifende Erkenntnishorizont unseres Bewußtseins wird eng und enger und mündet schließlich ein in die Begrenztheit unseres *irdischen* Bewußtseins, dessen Beschränktheit und Unvollkommenheit wir ja genugsam kennen. Gleichzeitig verlieren wir auch zunehmend die *Erinnerung* an unsere kosmische Weite. Wir machen den Prozeß durch, der in der griechischen Mythologie beschrieben wird als das Durchschwimmen des Lethe-Flusses. Das Baden in seinen Fluten läßt den Menschen vergessen, was er vorher erlebte, in unserem Zusammenhang nämlich das Einssein mit der kosmischen Kräftewelt. Mit der Geburt tauchen wir aus diesen Fluten des Styx – wie der Lethe-Strom auch genannt wird – auf, steigen an das Gestade der irdischen Welt und...haben das Bewußtsein der geistigen Welt verloren, besitzen nicht einmal mehr eine Erinnerung daran. Nur in den Märchen und Mythen wird uns in bildhafter Weise noch etwas von dieser verlorenen Welt erzählt. Deshalb hören Kinder und intellektuell nicht völlig verbildete Erwachsene so gerne von der Märchenwelt, weil da unbewußt-bildhaft noch etwas in ihrer Erinnerung aufleuchtet von der geistigen Heimat, die sie einst die ihrige nannten und die sie verloren haben mit der Geburt, mit dem Inkarnationsprozeß. Gleichzeitig mit dem Verlorengehen unseres kosmischen Bewußtseinshorizonts werden wir im Geburtsvorgang in die Enge einer physischen Körperlichkeit »eingesperrt«. Diese ist irdisch-räumlich gebunden, kann nur an einer Stelle im Raum sein und muß sich zur Fortbewegung stets irdischer Mittel, der eigenen Beine, des Fahrzeugs oder Flugzeugs oder wessen auch immer, bedienen.

Wir werden also, wenn wir zusammenfassen, bei der Vorbereitung auf eine neue Geburt in dreierlei Weise eingeengt: *Kräftemäßig*, indem wir uns aus der schaffenden Zusammenarbeit mit den Geistwesen der höheren Hierarchien herausgliedern, *bewußtseinsmäßig*, indem wir die Erkenntnisweite unseres kosmischen Bewußtseins verlieren und *leiblich*, indem wir in die physische Begrenztheit eines irdischen Körpers eingebunden werden. Dieses Hineinwachsen und Eingeengtwerden in das Irdische stellt für die herabsteigende Individualität ein außerordentlich schmerzvolles Erleben dar. Es ist ein intensiver Schmerzprozeß, den die Menschenseele durchzumachen hat. Schmerz- und leidvoll gestaltet sich dann auch unser weiterer Lebensweg auf der Erde nach der Geburt.

Die herabsteigende Menschenseele ist in diesen schmerzvollen Verdichtungsprozeß ins Irdische hinein verwoben und *muß* ihm mit Notwendigkeit folgen, ähnlich, wie die Schwingung eines Pendels notwendigerweise nach der anderen Seite erfolgen *muß*, wenn der Pendelschlag nach der einen Seite zum weitesten Ausschlag und damit zum Ruhepunkt gekommen ist. Goethe hat diese Notwendigkeit treffend beschrieben in dem Gedicht »Gesang der Geister über den Wassern«, in dem er sagt:

»Des Menschen Seele
Gleicht dem Wasser:

Vom Himmel kommt es,
Zum Himmel steigt es,
Und wieder nieder
Zur Erde muß es,
Ewig wechselnd.«

In dem Zustand des Herabsteigens hat die Menschenseele also nicht mehr die Möglichkeit, von dem in Gang befindlichen Inkarnationsprozeß zurückzutreten, ebensowenig wie wir hier im Irdischen die Möglichkeit haben, unsere Leiblichkeit vor dem Verfall an den Tod zu bewahren. Wir sind dem Pendelschlag des Geborenwerdens und Sterbens mit eherner Notwendigkeit unterworfen.

Dies zu sehen und zu realisieren ist zunächst ein ganz nüchterner Erkenntnisprozeß, den die herabsteigende Seele aber sicher nicht in dieser Weise vollzieht. Sie *erlebt* das Geschehen einfach. Wir als Erdenmenschen können uns zu dieser Erkenntnis in zweifacher Weise einstellen:

Wir können diesen schmerzvollen Vorgang des Inkarnationsprozesses *negativ* empfinden, uns innerlich ablehnend dazu verhalten und das Hineingehen in die irdischen Verhältnisse als »furchtbar« ansehen. In diesem Falle werden wir als Konsequenz daraus von der Erde wegstreben, uns sozusagen nostalgisch verhalten, die Gegenwart nicht ergreifen wollen. Wir werden möglicherweise in letzter Konsequenz unsere Leiblichkeit zerstören, »Schluß machen damit«, uns also selber umbringen. Oder wir werden zur Droge greifen, die uns aus dem bedrückenden Käfig unseres Körpers herausführt in ein buntes Land gaukelnder Illusionen, die uns über die Wirklichkeit hinwegtäuschen. Es umgibt uns dann zwar wieder ein scheinbarer »Geistkosmos«, der nun unsere Seele besitzt, den wir aber nicht realiter mit unserem Ich ergriffen haben und der somit der Wirklichkeit entbehrt. Ähnliches wird intendiert mit Bestrebungen östlicher Meditationspraktiken, die in eine Geistigkeit hineinführen, ohne die Erde mit ihren Verhältnissen zu berücksichtigen und zu bejahen.

Die zweite Möglichkeit, wie wir uns dem Schmerzvollen, das mit dem Inkarnationsprozeß verbunden ist, gegenüber verhalten können, besteht darin, daß wir uns *positiv* diesem Geschehen gegenüber einstellen und sehen, was dieses Verkörpertwerden in irdische Verhältnisse hinein für uns bedeutet. Wir haben in den ersten Kapiteln dieser Betrachtungen gezeigt, daß uns das Herausbegeben aus dem Einssein mit der geistigen Schöpferwelt die Freiheit unseres individuellen, auf sich selbst gestellten Menschenwesens bringt. Dieser Individualisierungsprozeß ist nur möglich durch das Sichloslösen aus der Verbundenheit mit der geistigen Welt. Die errungene Freiheit kann dann in zweifacher Weise genutzt werden, wie wir es auch schon ausgeführt haben: Wir können sie gebrauchen zum Ausleben unseres schrankenlosen Egoismus. Das ist bequem, bringt uns aber leidvolle Erfahrungen. Wir können uns aber auch in der errungenen Freiheit auf das schmerzvolle Getrenntsein von unserer geistigen Ursprungswelt besinnen und nun von uns aus – im Vollbesitz unserer geistigen Freiheit – wieder eine Verbindung zu der Welt unseres Ursprungs suchen und anstreben, jetzt aber unter voller Bejahung des Hineinsteigens in die irdischen Verhältnisse. Ja, wir lieben dann die Erde mit allem, was sie uns bietet, auch mit allem Schweren und Schwierigen, das wir zu überwinden haben, weil gerade das Meistern der Schwierigkeiten uns reifen läßt auf unserem Weg zum Menschwerden. Wir lieben die Erde, nicht indem wir sie ausbeuten, sondern indem wir sie verwandeln, mitnehmen auf unserem Weg. Rudolf Steiner faßt diesen geschilderten Entwicklungsprozeß in kurzer, prägnanter Weise so zusammen:

>»Sterne sprachen einst zum Menschen,
>Ihr Verstummen ist Weltenschicksal.
>Des Verstummens Wahrnehmung
>Kann Leid sein dem Erdenmenschen.
>
>In der stummen Stille aber reift
>Was Menschen sprechen zu Sternen.
>Ihres Sprechens Wahrnehmung
>Kann Kraft werden des Geistesmenschen.«

Kehren wir zurück zu dem Geburtsvorgang des Menschen. Wir haben erkannt, daß der gesamte Inkarnationsprozeß, also das Herabsteigen zu einer Erdenverkörperung, für die Menschenseele ein schmerzvolles Geschehen ist, das mit innerer Notwendigkeit erfolgt. Auf diesem Wege ist die menschliche Seele allein. Sie vertraut sich in diesem Stadium vollständig dem werdenden Elternpaar an, ist auf Gedeih und Verderb dessen Haltung ausgeliefert: Sie ist preisgegeben einem liebevoll-empfangsbereiten Aufnehmen oder unter Umständen einem lieblosen Wegstoßen. Die Eltern und die umgebenden Erdenmenschen sind die einzigen, die aus einem Erkennen der Realität des Inkarnationsweges ein Verstehen entwickeln können für das, was diese herabkommende Menschenseele durchlebt. Sie allein können etwas von dem Schmerzvollen des Inkarnationsprozesses mittragen. Und das einzige Wesen, das dieses Schmerzvolle bis in eigene physische Schmerzen hineinverwandelt mitempfinden kann, ist die Mutter in ihrem Wehenschmerz. Alle anderen Menschen, der Vater, der Geburtshelfer, die sonstigen Mitmenschen, können nur bewußtseinsmäßig erkennend den Geburtsvorgang verfolgen, während die Mutter im buchstäblichen Sinne – ohne Sentimentalität sei das gesagt – Mit-Leid entwickeln kann, indem sie bewußt die in ihr auftauchenden Schmerzen mit-leidet, für das Kind mitträgt. Rudolf Steiner war es, der den rätselvollen Ausspruch tat: »Wenn die Mutter bewußt den Wehenschmerz erträgt, hilft sie, das Schicksal des Kindes abzutragen.« Das Schicksal des Kindes besteht in dem Sich-verkörpern-Wollen und Sich-verkörpern-Müssen bei der Geburt unter dem Signum der Geburtsanstrengung. Wir helfen ihm dabei, indem wir diesen Inkarnationsschmerz im umfassendsten Sinn verstehend mittragen. Insbesondere ist die Mutter hierzu befähigt, indem sie *bewußt* den Wehenschmerz erträgt, sich im Schmerz mit der Wesenheit des Kindes verbindet und so in Gemeinsamkeit mit ihm das Ereignis der Geburt durchsteht. Unter diesem Gesichtspunkt gewinnt das Geburtsereignis und speziell der Geburtsschmerz eine andere, völlig neue Dimension. Das bedeutet nicht, daß wir einer werdenden Mutter in ihrem Geburtsschmerz mitleidlos gegenüberstehen sollen und dürfen. Aus der gewonnenen Erkenntnis über den Zusammen-

hang des Inkarnationsvorganges mit dem Schmerzprozeß werden auch
für das konkret-praktische Verhalten des Geburtshelfers zur Geburts-
gestaltung neue Ansätze zu gewinnen sein, die es noch zu besprechen
gilt.

Die Geburt des Menschen
als Schwereerlebnis

Zum Abschluß unserer Betrachtungen über die verschiedenen Erlebnisbereiche, durch die die Menschenwesenheit beim Geborenwerden geht, müssen wir noch auf die Bedeutung der Schwere, der Erdenschwere eingehen, unter deren Einfluß der Mensch bei der Geburt gerät.

Als geistiges, also übersinnliches Wesen unterliegt die menschliche Individualität in dem Dasein vor der Geburt, genauer, vor der Empfängnis und nach dem Tode *nicht* den Gesetzen der sinnlich-physischen Welt, also auch nicht dem Gesetz der Schwerkraft, dem Gravitationsgesetz, und nicht dem Gesetz der Vergänglichkeit. Diese Gesetze entstammen dem Wesen der Materie. Ihre Wirkung kann sich demnach auch nur auf das materielle Sein, auf alles, was Materie hat, erstrecken, in diesem Sinne natürlich auch auf die physisch-materielle Leiblichkeit des Menschen. Während unseres Daseins im Erdbereich unterliegt unsere Körperlichkeit ständig der Erdenschwere, erhält durch die Anziehungskraft des Erdenkörpers physisches Gewicht. Dieses können wir auf der Waage messen und aus den Massen- oder Gravitationsgesetzen berechnen. In welcher Körperlage wir uns auch befinden, ob in Bewegung, stehend, sitzend oder liegend, immer sind wir diesen Gesetzen unterworfen, müssen mit ihnen rechnen und uns mit ihnen auseinandersetzen. Und ständig müssen wir die Kräfte, die sich in diesen Gravitationsgesetzen zum Ausdruck bringen, überwinden, uns mit unserer Körperlichkeit mit ihnen in Einklang bringen, wenn sie uns nicht überwältigen sollen. Die Geschichte vom »Hansguck-in-die-Luft« ist ein beredtes Zeugnis dafür, wie uns geschieht, wenn wir dieser Kräfte nicht achten. Das *unbelebte Mineralreich* unterliegt in seiner Gesamtheit unumschränkt dem Gesetz der Schwere.

Hier herrschen rückhaltlos Erdenkräfte. Im *Pflanzenreich,* ja in allen Bereichen des Lebendigen, gelten die Schweregesetze des Irdischen nicht mehr allein und ausschließlich. Materie wird hier von anderen Kräften ergriffen, in einen Form-, Gestalt- und Stoffwandel gebracht und den rein irdischen Materiegesetzen größtenteils entrissen. Die Stoffe werden »belebt« und gehorchen nun anderen Gesetzen: Wasser fließt hier überraschenderweise bergauf, wird in Bäumen entgegen dem Gesetz der Schwerkraft 30, 40 und noch mehr Meter hoch bis in die höchsten Wipfel hinaufgetragen; Blut und Lymphe fließen in unserem belebten Organismus ebenfalls der Schwere entgegengesetzt, wobei die zur Erklärung dieses Phänomens üblichermaßen herangezogenen Pumpentheorien bei genauerem Zusehen sich nicht halten lassen. Auf das letztere kann in diesem Rahmen nicht näher eingegangen werden. Noch intensiver als im belebten Pflanzenreich werden die Gesetze der Erdenschwere aufgehoben bei allen Wesen, die sich fortbewegen. Die Pflanze ist eingespannt in die Polarität der Kräfte der Erdenschwere und der sie emporwachsenlassenden Himmelskräfte, in die Polarität des Geotropismus und Heliotropismus. Jedoch ist die Pflanze ortsfest, an *einen* Ort der Erde gebunden, mit der Erde verwurzelt. *Tier und Mensch* hingegen überwinden die Ortsfestigkeit, reißen sich sozusagen von der Erde los und gewinnen Beweglichkeit. Die dem Mineralkörper innewohnende Trägheit und die sowohl dem Mineral wie der Pflanze eigene irdische Ortsfestigkeit werden gewandelt in die Fähigkeit zur Bewegung, die man bei Tier und Mensch findet. Diese können sich der Möglichkeit nach an alle Orte der Erde begeben und sind damit weit weniger erdgebunden. Dabei ist das Tier mit seiner im allgemeinen horizontalen Lage und dem Gestütztsein seines Körpers auf – ebenfalls im allgemeinen – vier Beine noch »erdennäher«, erdverbundener als der Mensch. Dieser entreißt sich mit seiner Körperlichkeit noch wesentlich mehr dem irdischen Schwerefeld, indem er es vermag, sich aufzurichten, seine physische Leiblichkeit in die Vertikale zu bringen und nur noch mit zwei Beinen die Verbindung zur Erde zu halten. Dadurch kommt er in eine polar ausgerichtete Haltung zwischen der Erde, die ihm die physische Standgrundlage gibt, und dem Himmel, also der übersinnlichen Welt, in der er seinem geistigen Wesen nach urständet. Er steht damit vertikal im Raum wie die Pflanze, hat aber im Gegensatz zu ihr die Möglichkeit der physischen Beweglichkeit wie das Tier. Im Vergleich zu diesem jedoch gewinnt er durch das Sich-Aufrichten die Freiheit und irdische Ungebundenheit seiner vorderen Gliedmaßen, der Arme und Hände. Diese kann er so zu Werkzeugen spezifisch menschlicher Tätigkeit umgestalten. Überdies wird durch das Erringen der aufrechten Haltung das menschliche Haupt frei vom Verhaftetsein an den Erdboden im Suchen nach Nahrung usw. Das Haupt gewinnt einen freien Blick nach vorn in die Weite, die sich zwischen Himmel und Erde auftut. Damit wird physisch die Möglichkeit der Umgestaltung des Gehirns zum Denkorgan gegeben, das die Verhältnisse zwischen Himmel und Erde denkend und erkennend zu erfassen vermag. Durch das Überwinden der Erdenschwere, die überall in den Erdverhältnissen wirkt und lastet und das Tier in die Horizontale zwingt, erhält der Mensch physisch-leiblich die physiologische Voraussetzung für die Entfaltung seines Menschseins beziehungsweise Menschwerdens, die Voraussetzung, ein denkendes Wesen sein zu können.

Wie liegen nun die Verhältnisse bezüglich der Erdenschwere während der Embryonalentwicklung und der Geburt des Menschen? Wir stellten fest, daß die Menschenseele im leibfreien Zustand, also vor irgendeiner Verbindung mit dem Physischen, natürlich kein physisches Gewicht, keine Masse, besitzt und damit auch nicht den physisch-physikalischen Gesetzen unterliegt. Mit der Vereinigung von Ei- und Samenzelle, also mit dem Augenblick der Befruchtung und der ersten Zellteilung, beginnt eine Materialisation des Menschen, eine Massebildung, die das entstehende Gebilde zunehmend materiell-physischen Gesetzmäßigkeiten unterwirft. Dieses Bilden von physischer Substanz geht während der gesamten Schwangerschaft weiter, besonders in den letzten Monaten so, daß das kleine physische Menschlein schließlich bei der Geburt ein Gewicht von etwa 3–4 kg auf die Waage bringt. Wir dürfen bei diesem Vorgang der Materiebildung jedoch eines nicht unbeachtet lassen, was für das seelische Erleben des Menschen, der geboren wird, außerordentlich bedeutsam ist: Während der gesamten Entwicklung im Uterus ist der Embryo umgeben von Fruchtwasser, dieses wiederum von den Eihäuten. Sie umhüllen das Fruchtwasser und schließen es zu einer Einheit, der Hydrosphäre, zusammen. Diese Wasserhülle legt sich von allen Seiten um den Foeten herum, schützt ihn – wie wir schon betrachtet haben – vor Stößen und sonstigen Einflüssen von außen und übt rundum Druck auf ihn aus. Dieser Druck hebt das mit der Größe des Embryo zunehmende Gewicht desselben zum größten Teil wieder auf, weil ja nach dem Prinzip des Archimedes ein Körper, der in eine Flüssigkeit getaucht ist, so viel an Gewicht verliert, wie die durch ihn verdrängte Wassermasse wiegt. Beim menschlichen Gehirn z.B., das im Schädel bekanntlich rundum von Gehirnwasser umgeben ist und in diesem schwimmt, macht das soviel aus, daß dieses Gehirn nur noch mit einem Gewicht von etwa 20–30 g auf die Schädelbasis drückt anstatt mit dem Gewicht von 1200–1500 g, das es sonst ohne die Gehirnwasserumhüllung hat. Es findet also eine etwa 50fache Gewichtsreduzierung statt. Entsprechendes geschieht mit dem Foeten im Uterus während der Embryonalentwicklung. Das heißt aber, daß wir nicht von Anfang an voll unter dem Einfluß der Erdenschwere stehen, sondern diese durch unser Dasein im Fruchtwasser zum großen Teil aufgehoben wird. Es ist, wie wenn die Natur durch ein gütiges Geschick unsere Körperlichkeit noch vor allzu irdischen Kräfteeinflüssen bewahrt, indem sie uns die Hülle des Fruchtwassers, die Hydrosphäre, schenkt. Es gibt kein sichereres Mittel, einen Foeten unter den vollen Einfluß der Erdenschwere zu bringen, das heißt ihn geboren werden zu lassen, also die Geburt einzuleiten, als ihn dieser seiner Hydrosphäre zu berauben, das heißt die Fruchtblase zu sprengen und das Fruchtwasser abfließen zu lassen. Wehenauslösung und Geborenwerden sind im allgemeinen die Folgen. Ganz natürlicherweise geschieht dies bei der Geburt. Meist fangen hier jedoch zuerst die Wehen an, das heißt der Uterus kontrahiert sich in rhythmischer Folge, der Muttermund öffnet sich allmählich, die Fruchtblase gerät unter immer größeren Druck, platzt schließlich und gibt den Weg frei zum Abfließen des Fruchtwassers und zum Heraustreten des Kindes. Indem sich dieses ereignet, werden wir plötzlich um etwa das 50fache schwerer. Wir verlieren die Leichtigkeit, mit der wir uns vorher im Uterus im Wasserraum schwebend bewegt haben, und es drückt uns mit dem vollen Gewicht unserer 3–4 kg auf die mehr oder weniger harte Unterlage, die uns nach der Geburt aufnimmt. Dies stellt für den soeben Geborenen ein ungeheures Erlebnis dar, das wir uns als Erwachsene in seiner buchstäblichen »harten« Realität kaum vorstellen können.

Vielleicht kommen wir dem Erleben des Kindes am ehesten nahe, wenn wir uns in einem Betonschwimmbad denken, aus dem relativ rasch das Wasser abgelassen wird, so daß wir unsere vorher mit Leichtigkeit und Anmut ausgeführten Schwimmbewegungen nunmehr auf dem Betonboden des Bades ausführen müssen. Man wird zugeben, daß dies eine wahrhaft unangenehme Vorstellung ist. In dieser Situation befindet sich aber das Kind nach der Geburt! Daß diese allzu irdische Tatsache nicht mit freudigem Lächeln, sondern mit unlustigem, schmerzerfülltem Schreien und Protestieren quittiert wird, dürfte klar sein.

Mit dem Geburtsvorgang ist man voll unter den irdischen Einfluß der Erdenschwere geraten, man ist Erdenwesen geworden: Schwer ist nun alles; wir liegen horizontal auf die Unterlage hingestreckt und bieten in diesem Augenblick wahrlich einen Zustand völliger Hilflosigkeit! Die jetzt auf uns einwirkenden irdischen Kräfte würden uns in kürzester Zeit völlig zerstören, uns hoffnungslos zugrunde gehen lassen, wenn wir nicht Hilfe, Schutz und Pflege von außen, von der irdisch-menschlichen Umgebung erhielten. Wie diese Hilfe aussehen soll und kann, müssen wir später noch herausarbeiten.

In bezug auf die irdische Schwere, auf das Anheimgegebensein an die Gesetze der Gravitation, geht die Entwicklung nach der Geburt in der Weise weiter, daß wir die Erdenschwere im Laufe des ersten Jahres allmählich wieder überwinden. Wir richten unseren Körper der Schwerkraft entgegen auf und stellen ihn in die Vertikale hinein mit all den Folgeerscheinungen, die sich daraus für unser Menschsein ergeben und die wir oben schon beschrieben haben.

Zusammenfassend können wir sagen, daß Schwere und Leichte zwei der Pole unseres Menschseins sind, zwischen denen sich unser Erdendasein abspielt. Während der Embryonalentwicklung wird die irdische Schwere durch die Hydrosphäre noch weitgehend von uns abgehalten. Bei der Geburt hingegen gelangen wir körperlich eminent unter deren Einfluß. Im weiteren Entwicklungsvorgang überwinden wir sie zum Teil wieder durch die Eroberung unserer aufrechten Haltung und Fortbewegung. Während des ganzen weiteren Lebens besteht unsere Aufgabe darin, ständig zwischen diesen Kräften der Schwere und Leichte ein Gleichgewicht herzustellen. Dies gilt für den körperlichen, aber auch für den seelischen Bereich. Im Tode gelangt unsere Körperlichkeit gänzlich unter den Einfluß der irdischen Schwere und wird vom irdischen Kräftebereich aufgenommen, während unser Geist-Seelen-Wesen, leibbefreit, sich aus dem irdischen Kräftebereich wieder herausbegibt in *das* Reich hinein, aus dem es stammt und das ihm eigen und gemäß ist.

Eine menschengemäße Geburtshilfe – Ausblick in die Zukunft

Wir haben in den vorausgegangenen Kapiteln versucht, uns aus Beobachtungen der Lebensgegebenheiten Erkenntnisse über das Wesen des Menschen zu erarbeiten. Diese sind zum Teil für das Bewußtsein und die Erkenntnislage des heutigen Menschen ungewohnt und schwer zu verstehen, da sie der heute herrschenden materialistischen Weltanschauung nicht entsprechen. Sie erfaßt den Menschen seiner Körperlichkeit nach und entwickelt auf diesem Gebiet vielfältiges Wissen, läßt aber den Menschen seinem Seelen- und Geistwesen nach erkenntnismäßig entweder weitgehend unberücksichtigt, oder kommt für dieses sogar zu falschen Ergebnissen, indem sie das Geistig-Seelische lediglich als Funktion des Physisch-Körperlichen denkt. Das entstehende Welt- und Menschenbild muß demzufolge Einseitigkeit und Realitätsverkennung zeigen. Um zu einer umfassenden und den Lebensrealitäten gerecht werdenden Anschauung von Welt und Mensch zu kommen, ist daher eine Erweiterung der Erkenntnisse auf den Geist- und Seelenteil des Menschen notwendig, wobei insbesondere auch dessen Präexistenz und Postexistenz berücksichtigt werden müssen. Eine Erweiterung in diesem Sinne wurde in den bisherigen Kapiteln unserer Betrachtungen angestrebt.

Sodann wurde die Geburt des Menschen in ihren mannigfaltigen Aspekten geschildert, immer unter Berücksichtigung der vorher erarbeiteten Erkenntnis des Menschen als Leib-, Seelen- und Geistwesen. Grundlegendes Wissen ergab sich dabei über physiologische, allgemeine Funktionsabläufe in der menschlichen Organisation. In weiteren Erörterungen wurden die Entwicklungstendenzen der geburtshilflichen Disziplin in unserem Jahrhundert mit ihren nach zwei Richtungen hin sich manifestierenden Einseitigkeiten aufgezeigt. Die Frage, die sich jetzt aus dem Dargestellten ergeben muß, lautet: Wie sieht eine Geburtshilfe, ein praktisch-geburtshilfliches Handeln aus, wenn all das berücksichtigt werden soll, was hier aus einer umfassenden Menschenerkenntnis heraus dargestellt worden ist?

Zunächst sei auf etwas aufmerksam gemacht, das vordergründig auf einer geburtshilflichen Abteilung, die nach solchen Gesichtspunkten arbeiten will, sicher nicht sofort bemerkt werden wird, was aber eine außerordentliche – wenn nicht *die* überragende Rolle überhaupt – spielt und das nur derjenige in seiner vollen Bedeutung verstehen wird, der die bisherigen Ausführungen so studiert hat, daß sie ihm zu einem wirklichen inneren Erleben geworden sind. Man stelle sich vor, daß jemand die dargestellten menschenkundlichen Erkenntnisse im weitesten Sinn nicht nur als wissensmäßige Orientierung aufgenommen hat, sondern daß sie ihm Überzeugung und Gewißheit geworden sind. Er wird eine Grundstimmung in seiner Seele entwickeln, die vom Staunen über die Tatsache des Menschseins ausgeht und in tiefe Ehrfurcht vor dem Schöpfungs- und Menschwerdungsprozeß einmündet. Mit einer Gesinnung von Ehrfurcht und Anbetung wird ein solcher Mitarbeiter sein Tagewerk, seine Aufgaben und Pflichten vollbringen. Im ärztlichen und pflegerischen Bereich wird er dem Menschen, dem Patienten, der werdenden Mutter, der Kreißenden und auch dem Menschen, der geboren wird, mit tiefgefühlter Menschlichkeit, ja wahrer Menschenliebe gegenübertreten. Es ist gewiß ein hohes Ideal, das hier dargestellt und angestrebt wird, ein Ideal, an dessen Erreichen täglich neu gearbeitet werden muß. Andererseits stellt es jedoch auch wiederum ein selbstverständlich anzustrebendes Ziel dar, wenn Menschlichkeit und Menschenwürde nicht nur hohle Schlagworte, sondern praktizierte Lebenswirklichkeit und Inhalt unserer Zivilisation und Kultur sein sollen. Eine Gesinnung dieser Art sollte in der seelischen Grundstimmung von Menschen schwingen, die als Personal einer Krankenhausabteilung dem Menschen praktische Hilfe leisten wollen. Ehrfurcht und Achtung vor den Menschen überhaupt und vor dem Werdenden im besonderen müssen Platz greifen. Wir kennen diesen neu Ankommenden vielleicht schon aus urferner Vergangenheit her. Die Eltern werden ihn demgemäß nicht – wie es oft geschieht – als ihr selbst erzeugtes Eigentum betrachten, Eigentum, mit dem man schalten und walten kann, wie man will, sondern sie werden ihn ansehen als einen Menschen, der mit einem grenzenlosen Vertrauen sich uns naht, der sich uns sozusagen auf Gedeih und Verderb ausliefert mit der Überzeugung, daß wir ihn in der rechten menschenwürdigen Weise aufnehmen und das Richtige für ihn tun werden, damit er sicher in die Erdenwelt hereingeleitet wird. In Ehrfurcht werden wir diese Menschenwesenheit empfangen, die aus kosmischen Weiten kommt, wie wir es geschildert haben. Wir, das soll heißen sowohl die Eltern als auch der Geburtshelfer und die sonstigen Betreuenden. Wird man einen Menschen, der so vertrauensvoll in die Erdenverhältnisse hereinkommt, dann einfach zurückweisen können, wenn er vielleicht gerade ungelegen erscheint? Wird man ihn zurückstoßen, abtreiben können? Wohin treiben wir ihn denn? Er will doch etwas hier, hat Vertrauen zu uns, zu unserer Menschengemeinschaft. Diese Gesellschaft jedoch bringt es fertig, dieses Vertrauen zu mißachten, setzt sich über die Intention, zu uns zu kommen, einfach hinweg, wenn diese ihrem Egoismus zuwiderläuft. Haben wir bedacht, daß dieses Menschenwesen auch Kraft mitbringt, soziale Verhältnisse umzugestalten, wenn wir nur den Mut aufbringen, auf diese Kraft zu vertrauen und sie zu nutzen? Die Erfahrungen auf diesem Gebiet zeigen die Wahrheit dessen, was hier nur obenhin angerissen werden kann. Laßt uns die Menschenseelen, wenn sie zu uns kommen wollen, liebevoll und ehrfürchtig empfangen mit dem Bewußtsein und der Gewißheit der kraftvollen Intention, die sie aus kosmischen Weiten mitbringen und mit der sie auf die Erde drängen, und es wird wieder mehr Ordnung in unsere sozialen Verhältnisse hineinkommen, als wir sie jetzt in den uns umgebenden chaotischen Gegebenheiten erleben! Man verstehe recht: Es soll hier nicht einem schranken- und zügellosen »Kinderkriegen« das Wort geredet werden, sondern einer verantwortungsbewußten Elternschaft, die in Ehrfurcht gegenüber der Würde des Ungeborenen wurzelt, und zwar dann, wenn er sein Kommen angekündigt, das heißt wenn die Schwangerschaft begonnen hat. Es soll auf eine Elternschaft hingewiesen werden, die in voller Bewußtheit mit einer neuen sozialen Kraft rechnet, die ausgeht von dem Menschen, der auf die Erde kommen will. Denn es ist außerordentlich erstaunlich, wie ein solcher Mensch soziale Verhältnisse umzukrempeln vermag! Man denke z.B. an die Ehen, an die Partnerschaften, die entstehen und die damit neue soziale Verhältnisse bilden. Man kann es auch negativ ausdrücken, indem man sagt: Diese Ehe »mußte« geschlossen werden, »die beiden mußten heiraten«. Mußten sie denn wirklich? Tatsache ist doch, daß zwei Menschen zusammengeführt wurden durch die Wirkung eines Dritten, eben noch nicht Geborenen. Selbstverständlich entstehen dadurch auch neue, das soziale Zusammenleben eventuell komplizierende Verhältnisse, die zu lösen sind und gemeistert werden müssen. Aber das ist es ja gerade, was von dem noch nicht Geborenen als soziale Aufgabenstellung ausgeht und mit dem sich unsere Gesellschaft auseinanderzusetzen hat. Sie kann es der Möglichkeit nach in positiv bejahender Weise tun, indem sie die sozialen Verhältnisse so gestaltet, daß die Beteiligten das noch Ungeborene aufnehmen können. Sie kann sich freilich auch in negativ ablehnender Weise dazu stellen, indem sie das physische Problem, die Schwangerschaft, einfach beseitigt, abtreibt. Die Impulse, die in der Buntheit des sozialen Lebens entstehen, auch nur entfernt im einzelnen auszuführen, ist hier nicht der Ort. Es soll lediglich auf die Tatsache hingewiesen werden, daß ein Menschenwesen, wenn es sich einer neuen Verkörperung naht, Intentionen und Impulse mitbringt, die es aufzugreifen gilt.

Aus der geschilderten Stimmung der Ehrfurcht und der Erwartung heraus werden sich die Eltern bemühen, während der Embryonalzeit eine innige Verbindung zu dem herankommenden Menschenwesen zu schaffen, das heißt sich in Gemeinsamkeit mit ihm auf die Geburt, auf die Elternschaft vorzubereiten. Hierbei ist es wichtig, daß die werdende Mutter sich nicht nur mit Gedankengängen geburtstechnischer Art beschäftigt, z.B. ob ein Dammschnitt, eine Zangenentbindung oder ein Kaiserschnitt notwendig sein wird. Abgesehen von dem echten Bedürfnis nach Information geht diese Art der Geburtsvorbereitung sehr häufig aus gewissen Ängsten hervor oder mündet in Ängste ein. Gewiß soll eine schwangere Frau Kenntnisse haben und erhalten über das

Grundsätzliche des äußeren Geburtsablaufs. Sie sollte sich jedoch das großartige Geschehen ihres Mutterwerdens nicht verdunkeln lassen durch aufkeimende Sorgen um eventuelle geburtshilfliche Komplikationen. Deren gibt es gewiß sehr zahlreiche, wie die dicken Lehrbücher der Geburtshilfe beweisen. Die Komplikationen, mit denen sich das ängstliche Gehirn einer Schwangeren in vielleicht schlaflosen Nächten zermartert, werden aber wahrscheinlich bei ihr überhaupt nicht eintreten und wenn, dann in ganz anderer Weise, als sie es sich in ihrer angsterfüllten Vorstellung ausgemalt hat. Die praktisch-fachliche Geburtsleitung und das Erkennen und Beherrschen möglicher Komplikationen sollte die werdende Mutter vertrauensvoll dem Arzt und der Hebamme überlassen, denjenigen, die dieses Fach als Beruf erlernt haben, die wissen, wie die jeweilige geburtshilfliche Situation zu beurteilen ist und die geübt sind, mit Komplikationen umzugehen und sie zu meistern. Vertrauensvoll soll sie dies tun, haben wir gesagt und das ist richtig.

Hier kommen wir auf eine der wichtigsten Tatsachen der Geburtsvorbereitung, die für alle Beteiligten außerordentliche Bedeutung hat, nämlich die des gegenseitigen menschlichen *Vertrauens*. Vertrauen sollte entwickelt werden von der werdenden Mutter, den werdenden Eltern zu der Hebamme, zum Arzt, zu der Entbindungsabteilung ihrer Wahl, ein Vertrauen, das die Gewißheit gibt, für die Stunden des Geburtsvorgangs gut aufgehoben zu sein. Gewißheit und Sicherheit sollten erwachsen, daß man sich menschlich begegnen wird, daß warmes Interesse vorhanden ist am anderen Menschen, an der Mutterschaft und für den Menschen, der geboren werden will. Unter solchem Aspekt wird man von geburtshilflicher Seite aus bemüht sein, den werdenden Eltern z.B. in Schwangerenbetreuungskursen Informationen zu geben über den Schwangerschafts- und Geburtsverlauf und über das, was die werdende Mutter erwartet. Man wird aber auch Wissen vermitteln über den Menschwerdeprozeß im weitesten Sinne, wie er im Vorangegangenen dargestellt wurde. An der Gesinnung, die die werdenden Eltern im Schwangerenbetreuungskurs am kursleitenden Arzt und an der Hebamme oder Krankengymnastin erleben, wird sich das Vertrauen entwickeln, mit welchem die Schwangere dann, möglichst ohne Angst und Spannung, ruhig ihrer Entbindung entgegensehen kann. Sie weiß dann, worum es geht, entwickelt eine innige Beziehung zu dem Kindeswesen und freut sich auf die Geburt. Wenn es soweit ist, wird sie sich in Ruhe, nicht in angsterfüllter Hast, auf den Weg machen zur Entbindungsabteilung, erwartungsvoll und ein wenig bange vielleicht, aber doch mit der Sicherheit und in der Gewißheit, dorthin zu gehen, wo man fachlich versiert ist, wo man ihr beisteht mit allen Mitteln, die ein moderner Klinikbetrieb zur Verfügung hat, aber auch in der Beruhigung, dort Menschen anzutreffen, die um die Geschehnisse der Menschwerdung tiefgründig Bescheid wissen. Menschen wird sie dort begegnen, deren Gesinnung sich nicht erschöpft in dem Trachten danach, die Geburt möglichst rasch zu beenden mit dem Resultat eines »gestalteten Zellhaufens mit guten Vitalfunktionen«, genannt Mensch, sondern deren Gesinnung getragen ist von dem Bewußtsein, daß sich hier ein Werdeprozeß mit einer Geistseele vollzieht, die in kosmisch-geistigen Weiten urständet und sich nun hereinbegibt im Geburtsakt in eine irdische Leiblichkeit, an deren Zustandekommen sie bereits wesentlich mitgewirkt hat. Je intensiver eine Grundstimmung der geschilderten Art während der Schwangerschaft aufgebaut worden ist, desto gedeihlicher wird der Geburtsablauf sein und von allen Beteiligten harmonisch und beglückend erlebt werden können.

Selbstverständlich wird ein Geburtshelfer mit solcher Gesinnung auch bemüht sein, dem Kind einen optimalen irdischen Lebensstart zu verschaffen im Sinne von guten Vitalfunktionen. Er wird die Geburt sorgfältig überwachen, die Geburtsrisiken voll im Bewußtsein haben, stets bemüht sein, sich anbahnende Komplikationen und Gefahren so früh wie möglich zu erkennen und ihnen zu begegnen. Er wird auf die Möglichkeiten, die ihm die moderne Technik an die Hand gibt, nicht verzichten wollen, soweit diese Menschlichkeit gewährleisten und den Menschen nicht durch die Gefahr ihres Eigenlebens und ihrer Eigengesetzlichkeit so zu unterwerfen drohen, daß Menschlichkeit schließlich technikgesteuert wird. Diese Gefahr einer Übertechnisierung wird er sehen und in sein geburtshilfliches Handeln einbeziehen. Dann und nur dann wird sich ein elektronischer Überwachungsapparat, ein

Herzfrequenz- und Wehenschreiber (Kardiotokograph) segensreich auswirken. Es wird sich der Geburtshelfer nicht zu einem Überwacher von Technizismen degradieren lassen, sondern er wird seine vornehmste, weil menschlichste Aufgabe darin sehen, mit dem ihm anvertrauten Menschen Kontakt zu pflegen und ihm aus menschlicher Zuwendung, Ehrfurcht und Liebe heraus die Hilfe zukommen zu lassen, die er in der jeweiligen Situation braucht. Geburtshilfliches Tun wird auf diese Weise zu einem menschlichen Miteinander, zu einem gemeinsamen, vertrauenserfüllten Durchstehen eines zwar nicht leichten, aber freudigpositiven Ereignisses, zu einem familiären Ereignis im höheren Sinne.

Daß unter diesem Aspekt die Idee der Geburtsprogrammierung ihren Platz verliert und zu einem Widersinn wird, bedarf fast keiner Erwähnung mehr. Die Programmierung der Geburt ist menschenunwürdig, weil sie sich über die Intention und die Würde des Ungeborenen – und unter Umständen auch über die der Eltern – hinwegsetzt. Wir haben dies in dem Kapitel »Die Geburt des Menschen als Zeiterlebnis« bereits ausführlich erörtert.

Der Gebrauch von schmerz- und bewußtseinsdämpfenden Mitteln wird sich unter diesen Gesichtspunkten auf ein absolut notwendiges Mindestmaß reduzieren, ja in den meisten Fällen völlig vermeiden lassen. Wie soll es geburtshilflich zu einem gedeihlich-menschlichen Miteinander kommen, wenn der eine Teil der Gemeinschaft, nämlich die werdende Mutter, durch ein stark wirkendes Betäubungsmittel bewußtseinsmäßig herabgedämpft und damit teilnahmslos gegen die Umgebung wird? Sie wird gleichgültig gegen die Menschen, die ihr helfen wollen, aber auch gegen den werdenden Vater – denn daß dieser in das Geburtsgeschehen mit einbezogen und im Kreißsaal anwesend sein soll, versteht sich nach all dem Erörterten von selbst. Insbesondere aber wird die Kreißende teilnahmslos gegenüber dem Menschen, für den sie Mutter werden will und auf den sie sich die ganze Schwangerschaft über gefreut hat. Einen größeren Widersinn kann man sich wahrlich nicht vorstellen! Wie soll diese Mutter während – und gerade während – der Geburt eine intensive Beziehung zu ihrem Kind, zu dem Menschen aufbauen, der ihr anvertraut ist und für den sie die nächsten

20 Jahre verantwortlich sein wird, wenn sie ihn bei seinem Kommen nur mit getrübtem Bewußtsein wahrnehmen kann? Es schaudert einem bei dem Gedanken an die menschlichen Beziehungen, die auf diese Weise entstehen, beziehungsweise nicht entstehen können. Und wie soll dieses Kind, dieser Mensch seine Leiblichkeit kräftig ergreifen können, wenn durch ein stark wirkendes Betäubungsmittel sein Atemzentrum teilweise narkotisiert worden ist, so daß es sich im Geburtsmoment in seiner Ansprechbarkeit herabgedämpft erweist? Eine nur zögernde Atemtätigkeit, ein nur zaghaftes Ergreifen der Leiblichkeit, ein nicht richtiges Hereinkommen in die irdischen Verhältnisse ist die Folge. Gesellt sich zu dieser vom Geburtshelfer erzeugten »Atemdepression« – wie es in der Fachsprache heißt – noch eine weitere Komplikation, ein zusätzliches Geburtsrisiko anderer Art, so geraten gerade diese Kinder sehr rasch in eine lebensbedrohliche Gefährdung, aus der sie auch ein versierter Geburtshelfer mitunter nur mit großer Mühe retten kann. Die Devise für das verantwortungsbewußte Handeln des Geburtshelfers muß also sein: Sparsamkeit und äußerste Zurückhaltung bei der Verabreichung stark wirkender Betäubungsmittel unter der Geburt aus der Verantwortung für das Wohlergehen des Kindes und für das Entwickeln einer intensiven Mutter-Kind-Beziehung. Das Inkarnationsschicksal des Menschen im Hinblick auf die Zukunft im Sinne einer besseren, liebevolleren Bewältigung der Erziehungsaufgaben muß dabei immer im Blickfeld bleiben. Es sei in diesem Zusammenhang auf die Ausführungen über die Bedeutung und das Wesen des Geburtsschmerzes in dem Kapitel: »Die Geburt des Menschen als Schmerzerlebnis« hingewiesen.

Zurückhaltung in der Verwendung von stark wirkenden Schmerzmitteln bedeutet natürlich nicht, einen Menschen, wenn er von Geburtsschmerzen geplagt wird, einfach liegen zu lassen mit dem Hinweis, daß diese Schmerzen gut und notwendig seien und ja auch wieder vorbeigehen. Eine solche Haltung ist lieblos, roh und entbehrt zudem der Lebensrealität, weil der werdenden Mutter damit in keiner Weise geholfen ist. Selbstverständlich muß eine Kreißende zum Durchstehen ihrer Wehenschmerzen die nötige Motivation haben. Diese muß sie am besten vorher, also während der Schwangerschaft, in den bereits erwähnten Schwangerenbetreuungskursen erhalten. In Vortrags- und Gesprächsstunden sollte der werdenden Mutter einerseits das vermittelt werden, was – kurz gesagt – Inhalt dieser Schrift ist. Andererseits sollte ihr in Übungsstunden im Sinne einer Schwangerschaftsgymnastik eine Handhabung ihrer eigenen Körperlichkeit so beigebracht werden, daß sie dann in dem Ausnahmezustand des Wehenschmerzes fähig ist, Schmerzen in positiver Weise zu bewältigen, also nicht in Angst, Abwehr und Verspannung, sondern aus motiviertem Wissen und Vertrauen auf die ihr dargebotene Hilfe. Diese wird zunächst in verstärktem Engagement und intensiver menschlicher Zuwendung des Geburtshelfers (Arzt und Hebamme) bestehen, also in einem echten, nicht sentimental verstandenen Mitleid, Mit-Leiden. Sodann wird man bemüht sein, Verkrampfungen und Verspannungen psychischer und physischer Art zu beeinflussen und und zu lösen, z.B. durch Wärme- und Wasseranwendung in Form von warmen Bädern, aber auch durch Verabfolgung von Medikamenten. Dabei werden Medikamente gewählt werden müssen, die nicht bewußtseinsdämpfend auf die Mutter und nicht atemdepressorisch-narkotisierend auf das Kind wirken. Es stehen aus dem Erfahrungsschatz des nicht materialistisch-schulmedizinisch eingestellten Geburtshelfers z.B. pflanzliche Zubereitungen zur Verfügung, die im Rahmen dieser Abhandlung im einzelnen nicht aufgezählt zu werden brauchen. Mit ihnen liegen ausreichende und gute Erfahrungen vor, auch wenn sie von der sogenannten Schulwissenschaft bezweifelt und belächelt werden. Stark wirkende, im obigen Sinne schädigende Medikamente können nach der Erfahrung des Verfassers dieser Schrift fast durchweg vermieden werden. Manchmal ist eine Kreißende durch ihre von Natur aus vorhandene seelische Grundstimmung, durch gerüchteweise erfahrene Schauergeschichten über die Geburt, oder durch die heutigen streßreichen Zivilisationsverhältnisse so verängstigt, verkrampft und verspannt, daß sie Zuspruch und liebevollem Engagement tatsächlich nicht zugänglich ist. In solchem Falle bleiben unter Umständen auch die erwähnten Medikamente pflanzlicher Art ohne die erhoffte Wirkung. Hier hat sich die sogenannte Periduralanästhesie am hilfreichsten erwiesen. Sie besteht im Legen eines dünnen Kunststoffkatheters zwischen die Wirbel der Lendenwirbelsäule. Durch den Katheter kann ein Betäubungsmittel gespritzt werden, wodurch eine lokale Betäubung der unteren Körperpartie der werdenden Mutter erzeugt wird. Die Schmerzen werden dadurch wieder erträglich, und die Mutter wird im allgemeinen psychisch so zugänglich und kooperativ, daß die Geburt doch noch zu einem positiven, menschlich befriedigenden Ereignis gestaltet werden kann. Auch eine unter Umständen notwendige Entbindung durch Kaiserschnitt kann in dieser lokalen Betäubung durchgeführt werden. Allerdings muß diese dann noch bis zur völligen Empfindungslosigkeit intensiviert werden. Die Mutter behält dabei immer ihr volles Bewußtsein, kann den ersten Schrei ihres Kindes miterleben und sofort mit dem Sohn oder der Tochter Kontakt aufnehmen und menschliche Beziehung zu ihm oder ihr entwickeln. Das Kind wird, da es sich um eine Lokalbetäubung handelt, nicht narkotisiert, nicht einer Atemdepression und somit auch nicht zusätzlichen Risiken ausgesetzt.

Zum Schluß sei noch ein Wort gesagt über die Gestaltung der Vorgänge unmittelbar nach der Geburt, insbesondere in bezug auf das Kind selbst und über das, was bekannt ist unter der Bezeichnung »sanfte Geburt«.

Wir haben in dem Kapitel »Die Vorgänge bei der Geburt – die Geburt als ›Enthüllungserlebnis‹« die Hüllen beschrieben, die sich während der Embryonalentwicklung schützend, bergend und wärmend von der Mutter her um das werdende Leben herumlegen. Diese Umhüllungen fallen im Geburtsmoment alle schlagartig weg, so daß das neugeborene Wesen plötzlich völlig nackt und bloß, bar jeder Hülle, in einem unendlich groß scheinenden Raum liegt, der überdies kühl, luftig-zugig und geräuschvoll ist. Nach dem vorher gewaltsamen Durchgepreßtwerden durch die Enge des Geburtskanals bedeutet dies für das Seelenwesen des Neugeborenen ein weiteres, sehr einschneidendes und angsterzeugendes Erleben. Unser Eintritt in die Erdenwelt ist fürwahr nicht »mit Rosen besteckt«, sondern primär leid- und schmerzvoll. Diese Erkenntnis hat bekanntlich Leboyer zu den Schilderungen in seinem Buch »Der sanfte Weg ins Leben – Geburt ohne Gewalt« veranlaßt. Nimmt man diese Verhältnisse, die Hüllenlosigkeit des Kindes, in solcher Weise wahr, so liegt nichts näher, als sich veranlaßt zu sehen, diesem hilflosen, frierenden Wesen sofort wieder eine Hülle zu geben, einen wärmenden Schutz, der es birgt und in dem es sich wieder wohlfühlen kann. Diese Umhüllung kann in verschiedener Weise gestaltet sein: Leboyer legt das Kind auf den Bauch der Mutter, wo es Hautkontakt und eine wärmende Unterlage hat. Den Rücken streichelt und massiert er mit den Händen und zwar lange, sehr lange. Ich meine, daß dies dem Kind zwar wohltut, daß es aber dabei zu sehr auskühlt. Man stelle sich vor: Ein nacktes, nasses Wesen liegt minutenlang mit bloßem Rücken da, lediglich von ein paar streichelnden Händen dürftig bedeckt. Nichts soll hier gegen das massierende Streicheln eingewendet werden. Wichtiger jedoch ist für das Neugeborene die Wärme, und es darf hier noch einmal eindringlich auf das Kapitel »Der Wärmeorganismus des Menschen und die Geburt als Temperaturerlebnis« hingewiesen werden, wo ausführlich die Bedeutung der Wärme für den Menschen als Geistwesen geschildert und gewürdigt wurde. Zufolge dieser Schilderung dürfte es besser sein, den neugeborenen kleinen Körper sofort nach dem Säubern seiner Atemwege in ein vorgewärmtes Badetuch zu hüllen und ihn so, noch durch die Nabelschnur mit der Mutter verbunden, ihr auf die Brust oder den Bauch in ihre umhüllenden und liebevoll bergenden Arme zu legen. *Wärme und Liebe* lassen das Kind sofort still und zufrieden sein. Inzwischen kann das Badewasser gerichtet werden, die Nabelschnur wird durchtrennt, und unser kleiner Menschenbruder bekommt ein schönes, warmes Bad, wird vom Schleim und Blut des Geburtsweges gereinigt, nicht jedoch von der sogenannten »Käseschmiere«, wenn sie noch vorhanden ist. Nach dem Abtrocknen unter einem Wärmestrahler – immer ist es die Wärme, die um den kleinen Körper als Hülle sein muß – wird der Nabel entsprechend steril versorgt. Nun wird das Kind angezogen mit vorgewärmtem Hemdchen und Jäckchen, sodann in – ebenfalls vorgewärmte – Windeln gehüllt in Form eines »Windelpucks« und schließlich in einem warmen Frottee-Einschlagtuch geborgen. Jetzt bekommt die Mutter den Sohn oder die Tochter wieder in die Arme, in denen sie den Sprößling halten kann, solange sie will. Gleichzeitig wird bei ihr eine eventuell notwendig gewordene Wundversorgung vorgenommen, nachdem vorher noch die »Nachgeburt«, das heißt die Placenta mit den Eihäuten ausgestoßen wurde. Selbstverständlich werden nach dem Versorgen des Nabels auch das Gewicht und die sonstigen Daten des Kindes festgestellt und registriert. Das alles kann in einer ruhigen, frohen Stimmung, ohne Hektik vonstatten gehen, eingetaucht in die allgemeine Freude darüber, daß es einer menschlichen Individualität gelungen ist, gut und energisch die irdische Leiblichkeit mit kräftiger Atmung und kraftvoll seelischer Äußerung zu ergreifen. Aber es sollte durchaus auch stimmungsmäßig im Kreißsaal unter allen Beteiligten das Bewußtsein mitschwingen, daß die Geburt ein ungeheurer Einschnitt im Werdegang des betreffenden Menschen ist. Dieser Einschnitt besteht im Umsteigen der Individualität vom Kosmos auf die Erde und ist nicht weniger bedeutsam, als wenn der Mensch mit dem Tod sich wieder aus den irdischen Verhältnissen, aus seinem Leibe, in die kosmische Weite hinausbegibt. Die Geburt, dieses Ankommen aus geistigen Bereichen heraus, sollte von allen freudig bejaht werden, denn nur so begegnen wir dem Neuangekommenen in der richtigen Weise, nur so ist unser Willkommensgruß an ihn wirklich menschlich und echt.

Daß mit der Verlegung von Mutter und Kind aus dem Kreißsaal auf die Wochenstation beide – wie es leider oftmals noch auf geburtshilflichen Abteilungen praktiziert wird – nicht getrennt werden, sondern zusammenbleiben, ist eigentlich selbstverständlich und bedarf, glaube ich, keiner besonderen Erwähnung. Mutter und Kind sollen die bisher während der Schwangerschaft und unter der Geburt aufgebaute Beziehung zueinander in den folgenden Tagen der Ruhe im Wochenbett vertiefen und intensivieren. Sie sollten in dieser Zeit wirklich füreinander da sein, sich aufeinander einspielen, sich noch besser als bisher kennenlernen. Die Mutter sollte sich unter Anleitung in die Kinderpflege einarbeiten und lernen, wie sie technisch richtig und erfolgreich dem Kind das darreicht, was die Natur in ihrer Brust dem neuen Erdenwesen als die beste, ihm gemäße Nahrung als Muttermilch darbietet. Das Bemühen der Pflegenden in diesen Tagen wird sein, die wachsende Mutter-Kind-Beziehung liebe- und verständnisvoll zu begleiten und zu fördern, die Mutter anzuleiten in pflegerisch-praktischen Dingen und dieses Wunder der Menschwerdung mitzutragen und mitzugestalten.

In *Ehrfurcht* haben wir als Menschengemeinschaft die Geistseele aus dem Kosmos heraus empfangen. In *Liebe* zu ihrem Wesen nehmen wir sie hier in unserer Mitte auf und begleiten sie schützend auf ihrem weiteren Erdenweg, um sie nach Jahren, wenn sie erwachsen ist, in *Freiheit* entlassen zu können. Rudolf Steiner hat diesen pflegend-pädagogischen Prozeß zusammengefaßt in die Worte:

> »In Ehrfurcht empfangen,
> In Liebe erziehen,
> In Freiheit entlassen.«

In dieser umfassenden Weise betrachtet wird die Geburt des Menschen zu einem wirklichen, heiligen Menschwerdeprozeß. Diesen wahrnehmend, sollten wir als Gegenwartsmenschen intensiv danach streben, des tiefgründigen Vertrauens würdig zu sein, welches uns die menschliche Individualität entgegenbringt, wenn sie sich aus kosmisch-himmlischen Weiten zu uns begibt. Wir wollen ihr Ehrfurcht entgegentragen, wie man sie einer in langen Zeitläufen gereiften Menschenseele gegenüber empfinden kann. In echter Liebe und Fürsorge wollen wir diese Menschenwesenheit selbstlos in die Erdenverhältnisse so hineingeleiten, daß sie sich im Laufe der Jahre zu einem wahren freien Menschen entwickeln kann, der sich seiner Würde in umfassender Weise bewußt ist und gemäß dieser sein eigenes Leben zu gestalten vermag, in Liebe wiederum und zum Segen und Frieden für die ganze Menschheit.

Nicht egoistische Eigentumsrechte am Kind sollten wir geltend machen, sondern selbstlose, helfende Liebe am anderen Menschen, am Werdegang der Menschheit.

Das ist der Wunsch für die Gestaltung einer zukünftigen, menschengemäßen Geburtshilfe, für die Gestaltung der Geburt der menschlichen Individualität.